让阅读走心
让阅历丰盛

Innenreisen

活出内在的力量

海灵格的独特静心课

伯特·海灵格（Bert Hellinger）◎著

叶劲廷◎译

SPM

南方出版传媒

广东经济出版社

图书在版编目（CIP）数据

活出内在的力量：海灵格的独特静心课/（德）海灵格（Hellinger, B.）著；
叶劲廷译. —广州：广东经济出版社，2011.10（2019.12重印）
ISBN 978-7-5454-0884-3

Ⅰ.①活⋯　Ⅱ.①海⋯　②叶⋯　Ⅲ.①精神疗法　Ⅳ.①R749.055

中国版本图书馆CIP数据核字（2011）第157583号

版权登记号： 19-2011-061
Innenreisen，2007
By Bert Hellinger

出 版 人：李　鹏
责任编辑：易　伦
责任技编：陆俊帆
封面设计：零创意文化

活出内在的力量：海灵格的独特静心课
Huochu Neizai De Liliang Hailingge De Dute Jingxinke

出版发行	广东经济出版社（广州市环市东路水荫路11号11～12楼）
经销	全国新华书店
印刷	北京晨旭印刷厂（北京市密云县西田各庄镇西田各庄村）
开本	787毫米×1092毫米　1/16
印张	12
字数	165 000
版次	2011年10月第1版
印次	2019年12月第2次
书号	ISBN 978-7-5454-0884-3
定价	48.00元

如发现印装质量问题，影响阅读，请与承印厂联系调换。
广东经济出版社常年法律顾问：胡志海律师
·版权所有　翻版必究·

导言

　　内在之旅是静心的另一种说法，而所谓的静心则是对奥秘的观照，也是这趟旅程的目的。这里所指的奥秘是隐而不显的，尽管如此，它仍牵引着我们，引导我们走向通往一切的旅途。

　　内在之旅通向我们的核心，在那里我们和自己深深同在，借此我们得以穿越散乱迷惘，体验到自身存在的当下。这是一趟没有止境的旅程，于是一方面我们感到空无，而另一方面我们却又在深处体会到满满的实有。这个内在之旅将引导我们走向既空无却实有。

　　空无与实有是俱存的，也是分开的。通过内在之旅，那介于我们自身和实有之间的种种也将化为空无。那会是什么？有什么是介于我们自身和实有之间的？那是我们内在的图像。

　　在内在之旅中，我们怎样才能把这些图像留在身后？通过爱。所有挡在空无前面的图像，所有挡在神前面的图像——不管"神"这个字下所可能隐藏的一切，也会挡在爱的前面。隐藏在"爱"这个字里的奥秘就是——"爱"以空无来展现它的实有。

我将在本书的第一部分中一步步地描述这趟旅程，还有埋伏在其中的危险，以及我们如何避开它、阻止它，甚至转化它。这一部分是内在之旅的入门。另外，这一部分也包含一些我个人对内在之旅的体悟，这些体悟能帮助大家理解并辨认这趟旅程，但仅止于此。因为这些帮助只是暂时的，大家最终还是要靠自己追随内在的指引走向旅程的目标——一种凝聚的观照。

本书的第二部分是内在之旅的实例，是我曾经在团体中随机带领的静心练习，说是随机，但有时却又恰合情境。这部分如同旅途报道，是由许多人共同参与而完成的。

当然，您可以只拾起本书阅读而不设定朝向内在的旅途，但有时这样却会有意想不到的启发，仿佛爱就在生命里自然绽放。这种启发能够直接触动我们的灵魂，同时又因为它不带特定目的，反而可以给我们指出全新的方向。起初也许不知不觉，然而如果我们允许自己起步，之后我们定会到达一个全然不同的境界。水滴石穿，我们的灵魂也同样可以渐渐转化，直到有一天，它们能步上另一个崭新的方向——朝向爱。

伯特·海灵格（Bert Hellinger）

目 录

第三篇
后记

第二篇
实例

>>>第一篇

道路......

凝聚

内在的旅途中，我们凝聚精神
和力量，借此看清工作的本质。我
们并不是逃离工作，而是要明白生
命的重心是什么，哪些事是琐事。

与当下同行

进入人生的旅程，我们穿越每个片刻，一步步走在每个当下。只有"当下"这条路，可以引导我们深入自己的内在。请相信，我们当下所处的状态，就是我们在这个片刻里最适当的位置，从这里，我们才能展开内在之旅。

在这个当下，我接纳我身处的环境和周遭的人们，一如他们呈现出来的样子；我也接纳自己，一如我所呈现出来的样子。

因为我如实地接纳自己，也接纳他人和整个外在世界，所以一切无谓的期盼都在这个当下消散了；我不必担忧，也再没有遗憾，一切与外界的抗争都平息下来。

就这样，我待在这份宁静里，把自己全然交付给这份宁静，让它带领着我，深入内在，不疾不徐，该到哪里就到哪里。就这样，我已经走向寻找自我内在的旅途中。

在寻找内在的旅途中，我有时也会获得启示，突然间领悟到生命下一阶段的样子，知道此时的我该不该立刻采取行动。

然而，大部分的时候我不会马上行动，我会再等一下，让自己保持在那个当下，让当下引导我接纳自己、接纳别人，全然如实地接纳一切事物本来的样子。凝聚这样的精神，可以让内在的核心带领我，让我更加平静而安详地通往外在世界。

接下来呢？不需要刻意做些什么，外在世界似乎就会自发地改变。

我会改变吗？从内在旅途中归来的我，一切行动也将有着截然不同的力量。怎么说呢？因为此刻的我，携带着另一种品质的爱。

自由

当我们的自由找到所追寻的目标时，它就会安定下来，别无所求。

但是还有一种自由是漫无目的的——它四处游荡，没有方向。这种自由无法达成任何目标，也没有安歇下来的时候。

如果我们的自由是有目标的，它将充满力量，并且能够成就自己。相对地，那些漫无目的、四处游荡的自由，只不过是一片空虚罢了，因为缺少指引与关注，这些自由也显得软弱无力。

我们的内在之旅有一种美妙的自由，它是有方向的自由，即使前方的目标——一个终极的目标，看起来隐而不显，但是这个终极的奥秘并不会因为目标的隐而不显而让我们感到空虚，它依然带给我们丰富与充实的感受。

我们不需要抵达什么地方，仅仅是这趟内在旅程的方向，就足以带给我们充实；而那无比的丰富也足以让自由之心安定下来。因为没有什么会比走在这条道路上更加美妙！我们走到哪里算哪里。

这样的自由会在哪里安歇呢？在当下，就在我们全然处在的当下。只要时时处在当下，我们的自由就能安住在那里。因为只有在当下，自由才能摆脱空虚，成就它自己。

旅程计划

进入内在之旅，没有计划，所有的方向就已经为我们指引；没有自己的计划，我们就能顺其自然地改变。更重要的是，我们可以没有牵绊地顺从内在的运作与指引，让内在带领我们行动，而我们所要做的就只是放下。

没有计划并不代表盲目，我们所要做的就是带着觉知顺从当下的状态。那是一种全然的交付、无我的顺从，一种与当下同行的顺从——就是顺着流水行走，不需要知道目的地。

奇妙的是，我们却会在无计划中体验到最深沉的、回归中心的沉定。在内在的旅途中，这份沉定将带领我们到达目的地。什么样的目的地？是属于我们的目的地吗？

我们也可以用这种方式和他人相遇，这样他人对我们就不会有任何的恐惧。因为不带目的，我们对他人毫无所求，也不会妨碍他人。而且如果他人对我们有所期待，我们也能从善如流，成人之美。

此刻的我们在这里，一切都是早有计划的吗？还是说我们可以不作任何打算，只是把自己交付出去，让生命为我们展现它的丰盛？

没有计划，于是我们保持在爱的最深处，让爱在每一个片刻给我们指引。

没有计划，也让我们步上内在之旅，我们随它而行，不需要练习，因为行动的本身就是练习。

事实上，我们没有办法依着特定的计划，在特定的时间步上自我内在的旅程。我们只能等待那一刹那，等待一股凝聚的力量倾注而来，然后把自己毫无保留地交付给它，不需要知道它将引导我们去哪里——不论是去领悟，还是去行动，或者是去爱。

　　所以，生命还有什么好盘算的呢?

向上

内在之旅也是一种向上之旅。

我们会想象灵性就在我们上方，或许是因为我们总是把它和呼吸联系在一起。当我们祈祷时，我们会不由自主地把手向上高举，因为我们想象"神"处在遥远的天上，穿越无数星辰。

向上提升帮助我们从世俗的苦难中解脱，摆脱往下陷落的沉重感。它带给我们的是一股向上升华的力量，我们在其中感到轻盈与自由。

向上提升看似有别于走入内在，有别于回归中心，但它仍然是一种凝聚，只不过是朝向上方。不论是朝向上方，还是朝向内心深处，它们的道理都是相同的，都是要寻找自我的核心。因此，它们带给我们的效果也都是一样的，都使我们凝聚起来。

不论是深入内在还是向上提升，两者互相呼应。因为向内的深度与向上的高度都一样是"由此及彼"，所以在某些语言中，"深"和"高"是同一个字。

每一趟旅程都行向远方，直到我们穿越旅途抵达彼岸。所谓的远方，既可以是内在的深处，也可以是高远的天上，只不过后者的旅程对于我们而言要来得更远更长。但只要我们始终保持着凝聚，这趟旅程终将走向更深远的灵性体验。

门

在内在的旅途中，我们来到一扇门前，它深锁着。而我们知道，门的后面藏着一个奥秘。

此时该怎么做？我们要做的就是守候在这扇门前，等待它为我们开启。

它将如何开启？它将会是一个房间，还是无限宽广的空间？它为我们敞开的将是自由与无尽，一个我们从未到过，也从未拥有的无垠的境界。

这扇门开启之后，接下来我们又该怎么办？只要站在那里，什么都别做。会有一股遥远的力量，牵引着我们走向它，走向无尽。

当这扇门敞开时，究竟发生了什么事？我们只是保持静止，却会被带走；虽然我们什么也没做，但自然有股力量移动我们。不作任何打算，道路就呈现在那里；不需要去抓取什么，我们即被给予。

它神奇地引导我们，如此全然，所有的抗拒在它面前都臣服了。我们不需要知道会被带到哪里，或者什么时候结束。对它来说，这是一场无止境的运作，没有终点，也不会有结束的时候。

我们能承受这样的运作吗？它会压倒我们吗？我们仍然是自由、存在的吗？答案既是，也不是。我们既自由，也不自由；既存在，也不存在。

那我们还能不能再回到这扇门前呢？门一旦开启，我们就再也无法回头。在这里，所有的欲求都止息了，爱与奉献也平静下来；一切都静止，一切都消失无踪。我们虽已消融，却仍然存在。我们会升华到另一个境界，永恒地升华到一个无止境的尽头，在那里，混沌与寂静并存，此岸与彼岸同样无边无际。

在那之后，我们要怎样才能回归日常生活？很简单，这股运作将融入我们的生活，而我们的日常生活也会成为这股运作的一部分。

也许从外表看没有什么改变，于是你可能会想：我们的日常生活要怎样才算符合这股运作？然而，正好相反——在这股运作之中，我们不必改变什么，只要接纳，如实地接纳一切。困难和阻碍会在这股运作面前消散，因为保持在这股运作里，我们将全然地领受生活并且融入其中。通过这样的方式，我们的生活会逐渐凝聚并转化……改变……

有什么改变？我们会专注、凝聚起来。如何凝聚？我们会深深地与天地融合；天与地，也在我们内在合一。

然后，更多新的门将为我们敞开。

旅途远近

通过内在之旅我们会发现，有时候距离愈遥远，关系反而愈密切。因为在旅途中，我们有时会超越近处，奔向遥不可及的远方。

严格说来，我们是追不到远方的，我们只能伫立在它的面前。但在这股力量中，我们的觉知、我们内在的期待与想象，仍然朝向远方。远方吸引我们，紧抓住我们不放。

为什么会这样？因为这个"远方"不但远，同时也近。它是一股让我们充实并且运作的力量，我们受它掌握，既逃不了也离不开。所以，我们会觉得这个"远方"非常近，甚至我们不必觉得它很近，就已经和它密不可分了。

如果这种紧密的关系发生在人与人之间，我们肯定受不了。对于这种紧密的关系而言，我们的生命太过脆弱，根本无法在其中成长，因此，只有距离才能让我们保持在生命与爱里。

然而在内在的旅途中，当"远方"把我们拉向它时我们该怎么办呢？我们随顺而去，但是却始终保持着觉醒与凝聚，什么也不用做，只是处在当下，直到最深的深处。

时间在这里静止了，一切都纯然在当下，最终丰盈的当下。我们全然处在内在之旅的当下，无欲无为。

但是，生命终究是在时间里运作，随岁月流转的，我们总是需要些什么来维系存活。所以，生命会促使我们回到日常生活的当下，回到生活中的平凡事务中去，回到生活中的爱里。

我们会因此错过什么吗？我们会因此失去什么吗？刹那间我们会明白，在远方或者生活中都有同样的运作。那股把我们带向远方的力量，其实也带我们到近处，到伸手可及的生活周遭。我们同样会感觉饿，会口渴，会渴望爱。

这股力量真的离我们很近吗？还是它在近处，也同时在远方？无论是近还是远，我们感受的是同样的力量吗？所有旅程都是这样的，只有先感受到远方的牵引，然后才会同时跨越"远"和"近"。我们依然会感受到一股来自远方的、难以形容的吸引力，它永远超越我们所能触及的范围，即使在近处或者在最关键的时刻。

回归

　　当我们的思绪纷乱散漫时，往往需要一些时间让自己重新回到当下，尤其当我们常随着感受摇摆不定时。譬如想起某个人，我们常常一边紧抓着过去不放，一边又幻想着是不是还可以改变些什么。

　　我们的确是可以改变些什么，只是我们能改变的并非是过去，而是当下。怎么做呢？就是如实地接纳过去，并接受它带给我们的力量。前提是我们要愿意去接纳，这样才可以放下过去回到当下。

　　不断地练习放下并回来，让自己回到当下，活在当下。

　　内在之旅也是如此。当我们失去凝聚时，我们试着放下并回来；直到有一天，我们涤除了过往和将来，看到永恒只在此时此刻，无尽的当下。

　　"回来"也是回家。经过了长久的追寻与丰富的历练，我们终于回到家，回到永远的家。

　　内在之旅也是回家的路。当然这个家不同于儿时居住的家，它指的是另一个家，是在凝聚中照见的灵性故乡。在那里我们真的回来了——回到灵性最初与最终的居所。

日常生活

日常生活就是我们的全部，没有什么会超出这个范围。它将会无比丰富，只要我们能够如实地生活，全然地生活，带着所有的关注、全然的爱与喜悦。

有些人认为日常生活只是暂时的，巴不得它赶快过去，他们渴望不凡。然而我们如何遇见不凡，如何体验不凡呢？就算是再不凡的事物，我们也需要在当下迎接它的发生，并于当下乐在其中——一如我们平常的生活。

想丰富我们的日常生活吗？请定下心来和它相处吧！保持在凝聚之中，专注于日常所带来的——它的赠与，它的需求。我们通过这种方式全然地生活。

内在之旅带领我们回到日常生活，涤除那些会让我们分心的干扰。这趟旅程的目的就是成就生活，并让我们准备好去面对它。

于是，我们在内在之旅中凝聚，并走入日常生活。这并不是说我们需要不断检视日常生活中的一切——尽管这也是内在之旅的一部分，而是说当我们保持着一定的距离观照日常生活时，就能更清楚地看见前方的道路与新的契机，了解什么是该放下的，什么是该行动的。

在内在之旅中，我们有时也要把日常生活中的一些事放下，尤其是当它们压得我们喘不过气的时候。因为占据或压迫我们身心的通常都来自我们对自身生活的不满意，也有可能来自那些不满意自身生活的人。如果我们能安住在自己的生活里，也就能帮助他们回到日常生活。因此，在内在的旅途中，我们要放开别人的生活，从日常生活中凝聚下来，回到自身的宁静。

当我们与自己以及他人的日常生活达成和谐，并且由于我们的放开，生活能如其所是地回到它所属的地方的时候，我们和他人之间就产生一股深层的联结，我们和他人的日常生活也就联结在一起。于是我们可以和许多人一同分享生活，一同体验生活，也一同庆祝生活。

〈第一篇〉道路

行动

要达成行动一般有两种情形：一种情形是我们明确掌握状况，并且抓住适当的时机出手，此时我们可以靠一己之力完成；另一种情形则是我们争取别人的参与，接受他人的指导并共同达成行动。

然而还有第三种情形：我们等待，直到它仿佛是自发地到来。这不是被动的等待，而是与伟大的力量和谐一致的行动。它已然在进行，我们只是信任这股运作的力量，信任它将直达目的地，因为我们对它敞开并臣服于它的引导。

这完全不同于受他人指示的行动。我们臣服于这股力量的引导，却也因此成为这股力量的一部分，也就是说，我们通过放下自我而行动。

放下就是无为而为，也往往是最有力的行动，它需要极高的觉知与决心，以及真正的力量。

要如何找到这股力量？通过内在之旅，我们就走在与这股伟大的力量和谐一致的道路上。也许我们看起来好像没做什么，一点也不起眼，可是这却会产生意想不到的效果。

我们也可以把个人的行动同这份和谐联结起来，在每一次行动前，先调整自己的步调与这股力量一致，然后行动。接受他人指导也是一样。只有那些与这股力量一致并且清楚自己方向的人，才值得我们去追随。

当然有人不这么做也能成功。只是我们要问：这种成功能持续多久，能达成多少好事，而又要付出多少代价呢？

寻常

什么是生活中的"寻常"？就是那些我们觉得没有什么特别的东西。就像大部分人的生活一样，都在特定的框架中上演同样的戏码。对于大多数人而言，"寻常"也意味着日常、平凡。

有些人瞧不起"寻常"，仿佛他们高高在上。可是过不了多久，他们也会去追求寻常的事物。譬如当他们饿了、渴了或者疲倦、受冻了，或者当他们渴望接近一个人的时候。所谓的"非常"只存在于我们的想象中，它们终有一天也会消逝——如同其他所有寻常的东西。

某些圈子把内在之旅讲得很特别，甚至把它捧得高高在上，而将寻常的生活抛在脑后。因此，这里值得我们更进一步思考：到底是什么使得我们去爱？而深深影响生命发展的又是什么？就这个层面而言，"非常"超越"寻常"了吗？还是它远远落在"寻常"的后头？

当人们被视为与众不同，甚至被当成典范来看待时，他们会怎么想？如果他们认为，自己的所作所为比那些寻常的事物还了不起，并自以为在造福他人，那又会是什么样子？他们会为"寻常"付出，直到他们变得不再与众不同吗？

"寻常"对我们的内在之旅会有什么影响，那几乎难以判断，因为在最终的寻常里，一切都平等如一。于是，我们的自我也从内在的旅途中消失了，我们就像所有人一般——寻常。

工作

工作是生命的实践，也是我们在这世上与他人共同参与生命的方式。工作成就了这世上的生命，也成就了每个灵魂在这世上的运作。

原始社会的人通过狩猎、农耕、畜牧等活动直接生产日常生活所需要的物资，今天的我们已不再如此，我们是用工作赚取金钱来维持生计。

但是，就像狩猎、农耕和畜牧等活动一样，我们的工作所得并非都是为了自己的享用，我们也为了其他的人，尤其是当大家一同分工合作的时候。即使到了今天仍然是这样，我们工作的喜悦总是来自他人，也许还有更多的人，因为我们的工作改善了他们的生活，让他们过得更好。

生命的伟大力量通过许多层面和我们相连，它与众人同在。借助工作这种独特的方式，我们与这个伟大的力量和谐一致，而它也在这其中成就了我们。

内在之旅也引导我们去工作，去成就生命。即使表面上看来，内在之旅似乎带领我们脱离繁重的工作，但那也只有在我们耗尽精力或者对于工作过度执着时，才会暂时带我们从中离开。在内在的旅途中，我们凝聚精神和力量，借此看清工作的本质。我们并不是逃离工作，而是要明白生命的重心是什么，哪些事是琐事。

通过内在之旅，我们将更专注于工作，带着凝聚的精神、力量以及凝聚的喜悦。

成就的力量

一件事能达成，往往是我们努力的结果。努力能有成果，是因为天时地利人和，但也要有天地大道的力量来支持。

同样地，在内在的旅途中，我们会得到许多力量的支持，去促成那些过去有所渴望却无法达成的事。这是我们自己努力的结果，但更确切地说，这也是我们和天地大道的伟大力量协同的结果。我们终究会明白这是一份恩赐。

我们如何看待这种精神的成就力量？我们可以和它一同成长，让它穿越内在之旅进入我们的日常生活，让它促成生命与爱，让它将停滞的水流再次推动，它将越来越有力量。

存在的伟大力量可以转化成实质的作用，这种作用甚至还包括一般世俗的成功。我们不断地领受这份恩赐，而为了成就生命，我们也要把这份恩赐用在生活中的每个层面，毫无例外。只有懂得这个道理，我们才能掌握心灵的和谐与成就的力量。

显然，内在之旅不只是灵性之旅，它也是我们在这世上的旅程。这两者能区分吗？心灵的运作允许如此区分吗？或者它会因此失效，而令我们两头都落空吗？

大道的运作，是支持我们成就一切的力量。

认同

我只要认同某人，某人就会平静下来；而我只要认同一个状况，这个状况也会因此平静下来。这样一来，所有该完成的行动将都不会遇到任何阻碍。

在内在的旅途中，我可能会遇见一些我尚未认同的事物，譬如当下的伤痛、难以忘怀的失落，或者是悬而未决的课题。

我还会遇见什么？时间，我所需要的时间。然而只要承认自己仍然需要更多的时间，我也就能够平静下来，并得以继续接下来的旅程。

伤痛也是如此。认同伤痛是怎么一回事呢？这表示我对伤痛不愿释怀吗？正好相反。我接受它，并允许它和我自己一同归于平静。我转而面对伤痛，让它引导我走向自己的疗愈之路。

也许，这伤痛是要指引我，带我回到某个看似已经消逝的情境，譬如失去某个人；也或许，它要带我回到某个等待被承认或者需要被解决的过去。我和这伤痛共处，全然如实。也就是说，这样的伤痛会在我的内在展现出一股沉定。

这表示我的内在之旅就停在这里了吗？当然不是。虽然我没有多做什么，只是认同，伤痛却会带我迈向下一步。它牵着我的手，领我走到更深、更远的地方。

接下来呢？伤痛最后也会归于平静，它会合上眼，仿佛完成了它的任务。

当我认同一切如是时，我就拥有了宝贵的时间。尽管我静了下来，但是某个东西却会从全然的安详中觉醒，仿佛从自身、从内在中升起，并且将不断地围绕着我。

内在之旅就是生命的运作，因为当认同一切如是之后，我便能自在地去成就生命的本质，去采取关键性的行动。

生命的运作从内在开始，然后转而向外。生命的力量首先在内部凝聚，然后才在生活实践中影响他人；而我们也是先由内在觉知到理智，再把它运用到实践中。

内在之旅也从内在开始，然后转而面向一切。先是认同自己，如实地认同自己的处境和生命，然后是他人，接着是朝向所有的外在。

有时候，一个新的内在空间将会因此敞开。里尔克称这种空间为"世界的内在空间"。在那里我们进入一个整合的境地，有全新的眼界、全新的转化。最后，我们将截然不同地再度回到生活中，并向外界展现全新的自我——通过实践和爱。

注：里尔克（1875 — 1926 年），著名的德语诗人，对 19 世纪末的诗歌体裁、风格，以及欧洲文学都有深远的影响。

接受

在内在的旅途中，我们有时会认为自己正在前往某个地方，然而我们所认为的自发的行动，其实是起于某种力量，它带动着我们的所作所为，牵引着我们。这样的力量是一种赠与。

内在之旅只是我们的回应。我们跟着这股力量前行，因为在我们觉知到它之前，它早已开始运作。这股力量带着爱推动着我们。

于是，我们不需要多做什么，也不需要试着把它抓在手里。我们唯一要做的只有——把自己交付出去。

不必担心自己做得对不对，我们所领受的赠与难道还会出错吗？毫不逃避地迎接所有到来的一切吧。

突然之间，我们会发现自己已经置身于另一个境界——超越了目的，超越了善恶，也超越了对错。我们只是放下，让自身运作并如实地同意一切，接受所有的层面。

还能有什么阻碍吗？又有谁能为我们指引另一条更好的道路呢？我们就这样获得赠与，我们就这样在其中感受恩赐的爱，并领会我们的使命以及该完成的行动。

还有什么更能使我们凝聚？还有什么更能满足我们呢？"接受"带给我们动力，"接受"使我们保持"空"，"接受"让我们成为自己。

接受也使我们懂得付出，让我们爱与被爱。因为唯有接受的人才全然地存在，活生生地存在；也唯有接受的人才能够爱与被爱。我们从谁那里得到最多的爱？从接受的人那里——全然接受。

安心

信任能够抚慰我们，能让我们安心。这里的信任是指一种足以仰赖的信任。信任一个比我们更有力量的伟大存在，信任它的高瞻远瞩，并相信即使在绝望的时刻，我们仍然会受到关爱。

我们感到平静，并且安心地看待周遭所发生的一切，即使我们还无法掌控它们。这证明了一个我们都曾有过的经验——人只要放下恐惧，眼前就会出现道路，最后一路平安。

一个安心的人是觉知的，他能在适当的时刻抓住时机。即使是等待的时候，我们也要保持安心，而且也唯有安心的人才能坚持下去。

内在之旅也要走得安心。有时我们会想，有些事在启程前似乎非做不可，我们以为这些琐事比自己还要来得重要，然而内在的不安却会提醒我们，这违背了真实的力量。此时我们应该回到安心的状态，也就是说，我们要把自己交付给真实的力量，信任它，并展开我们的旅程。

这样一来，那些先前看来很重要的事，很快就显得微不足道了。虚安不实的事终究是短暂易逝的。

我们的内在之旅会因为安心而受到许多力量的引导，并且愈来愈平静，愈来愈深，愈来愈凝聚。

走过内在之旅，再度回到日常的生活，我们将有别于从前：我们不再恐惧，我们信心十足，我们能够安心应对各种考验。

感动

"感动"是指我们的思想感情受到某种特别的触发，譬如伟大的音乐、美好的景象或者是壮丽的大自然，也可能是真诚的关爱，或者是久别后的重逢。

感动会触动我们什么？它触动的是我们的意念与心，有时候甚至是我们的灵魂，譬如在面临伟大奇迹的时候。

感动从何而来？一种感动来自外在。外在某些动人的事物吸引着我们，以某种方式由外在触动我们。它们由外向内运作，带来感动；它们拨弄着我们的内心，让我们的内在体验到不同于一般的东西。于是，这些动人的事物超越了我们所看重的事物，而我们也感到自己更加丰富了。感动凝聚我们，充实我们。

然而，还有一种感动来自内在。我们可以通过内在之旅体验到这股内向的力量，它在深处牵引着我们，带领我们超越。

这种感动接近于那些由外而来的感动。我们来到伟大的奥秘前，满是惊叹，它是那么遥远，却又那么接近。在这样的感动里，我们可以把自己交付出去，完全地奉献，不必想多做些什么。如果我们试着多做了些什么，感动反而会消失，我们也会马上孤单地跌落回去。

这样的感动与臣服，是一种礼敬——在伟大的存在之前将自己交付出去，毫无所求。而仅仅只是敬畏地站在它的面前，活在它的里面，长久地住在它的存在里，对我们来说就已经是一种终极的恩典了。在内在的旅途中，我们将体会到这一点，并使它成为我们坚定的信念。

　　这种感动有别于那些使人疏离自己的感动，譬如群众的集体狂热使人失去自我。内在之旅的感动，将保护我们不至于陷入其中，使我们在面对这样的狂热的同时，仍能孑然独立。在内在之旅中，我们是"单独"被感动的。

话语

在内在之旅中，如果我们沉定下来，那股引导我们的伟大力量有时就会凝结为精辟的，也许是一个字或者一句话，让我们从它的运行中接收到。或者更确切地说，那股伟大力量能通过话语来改变事物，它在话语中前行，从而达到目的。

这些话语就是行动，它们让事物完成运作。

这些话语从何而来？是某种论断，还是思考后的结果？

它们是从安静的凝聚中浮现出来的，所以那不是一般个体所说的话语。它们是创造性的话语，超越了个体平常的能力所及。

需要指出的是，它们永远是爱的话语。这里的爱指的不是感受上的爱，而是一种神性的爱；这种爱所展现的，永远与伟大的力量和谐一致。所以，这些话语对听到的人而言是一份礼物，它改变了某些东西，带来新的行动与秩序。

此外，话语还有更多的作用。话语不只作用于被诉说的对象，还会触动那些长久等待提示和寻找出路的其他人，也帮助他们再度回到和谐。

当我们把这些话语告诉另一个人，会发生什么事？我们会忘掉这些话语。这些话语只是通过我们表达出来，我们只有忘记，才能够保持它们的纯粹与清晰。

在内在的旅途中，这些话语有时会被送来给我们。也许此刻它们已经变得非常巨大，大得令我们害怕，我们也不要紧抓着不放，它们必须跟随伟大的力量离去。

当有人需要我们的提示——一个字或者一句话时，我们就要把自己退回来，走入内在，把他的状况和与他相纠葛的人与事物都放下，回到与万物一致运作的和谐中。通常在突然之间，这些话语就会浮现，被送来给我们。

我们把这些话语告诉他，同时将自己退回来，让他单独和这些话语相处，让他单独地处在这股力量之中。

到最后，这些话语总能发挥效用，而且有时会立刻发生。

只有现在

现在就是一切，过去都不存在。当一件事联结着过去，它就已经不存在了，但是我们却抓着它不放，好像它还存在似的。

存在对我们来说有多少意义？我们活在哪个时刻？活出多少？我们爱在哪个时刻？又爱了多少呢？

内在之旅将往哪里去？我们是该留下还是离去？从当下的存在中离去吗？其实真正存在的，只有现在。

未来也是如此。未来不在此时，现在也不会到来。现在就是一切。

于是，时间的延伸也消失了。时间来了又走，它"在"吗？它可以只在当下吗？当下的存在是没有时间性的。现在不包括过去，也不包括未来；没有过去和未来，也就没有时间。

那我们还有什么欠缺，还能有什么欠缺呢？我们只有在过去和未来才会不满足。而现在呢？如果我们不处在过去或者未来，那现在就什么也不缺少———一切都在当下。

我们的内在之旅要往哪里去？我们哪里也不去，我们就在这里。

也就是说，过去的一切，如今都不存在了。如果我们紧抓着过去，就失去了当下真实的存在。未来也是如此。如果我们紧抓着未来，同样也会失去现在。

在生命中，有多少时刻我们是活在虚幻里？有多少时刻我们自以为正在爱？什么时刻才是最真实的呢？只有现在。

流逝

在朝向内在的旅途中，我们有时也会遇到一些已经成为过去而我们却又不肯放手的事，对于这些事，我们甚至还抱有期盼。但是，这时的我们只能任它们自然流逝，因为阻拦我们通往内在的，往往就是这些事。

内在之旅超越了那些过往，带我们走向生命的本质——一个任何时刻都存在的本质。所以，内在之旅也是净化之道，它洗涤我们的过往。

在旅途中，我们也会走过那些琐碎的事，譬如过去蹉跎了的时光，因为它只会让我们分心而裹足不前。

这趟旅程让我们感受到时间是如此珍贵，于是我们凝聚在其中，分秒都不错过。时光也凝聚了下来，不再流逝，我们在这样的凝聚中感到丰盛和满足。

同样地，我们对他人的接纳也不会流逝，对整个世界也是。当然，还有爱。在接纳中，爱也未曾流逝。

这是一条无止境的道路，内在之旅永远持续着。它带我们穿过重重扇门，全新地跨越，来到没有边际的境界。在那里，一切都不会流逝。

灰涩的想法

一个缺乏生命与爱的想法是灰涩的，它没有任何作用。同样地，这些灰涩的想法对于内在的旅行者来说，一点都不需要。没有什么会比生命与爱的经验更能带领我们走入内在。

靠这些经验，我们可以验证自己的想法，也可以验证许多修行学说的观点，看它们是否影响了我们的生命与爱。

那些阻碍生命与爱的想法，譬如关于"对与错"或者"好与坏"的想法，常常也阻碍了我们的内在之旅。那样只会让我们失掉当下的凝聚，裹足不前，甚至倒退回去。

相反地，放下执着的想法，就会给我们带来更深的凝聚，引导我们的内在之旅继续前行。

即使是宗教观念，也有许多是非常灰涩的，譬如罪与救赎、飞升和堕落、吉兆或灾祸、天堂或地狱。这些都违背了生命与爱，没有为生命带来联结，反而使我们与生命更疏离。

我们要如何消除这种想法？通过爱，爱那些仍然抱持并宣扬这种想法的人。不论他们的想法如何，我们依然爱他们，这样我们才能保有纯净的意念。

但若是我们自己有这种想法，怎么办呢？同样地，我们也爱着有如此想法的自己。通过爱，与伟大的心灵运作和谐一致，这将会净化我们的意念，因为爱超越了这些想法，把它们远远抛在了脑后。

如果我们不愿意把自己这种灰涩的想法传给别人，那我们就要在内在的旅途上保持凝聚，然后同样地带着凝聚消除这种想法，最后再去对待别人。怎么做呢？——通过"无意"。

危机

当一个行动停滞或者失去它应有的方向时，就会发生危机。当它错失目标、偏离方向太远时，它还可能退回原点。

内在之旅也有可能出现这样的危机。譬如当我们过于执着于某个目的，而失去了平衡；又或者，有时候我们本应该好好打理日常生活，谁知我们却一味地逃向了内在之旅。我们可以看到，那些追求灵性道路的人，有时其实是为了逃避现实的生活，譬如养育子女的压力。

我们的内在之旅会走向哪里？是走向和谐，与平等对待万物的天地大道力量同行，还是会离它远去？然而，就算迷失方向，内在之旅的危机也是一种疗愈。在无法继续往内在前进的时候，危机会带我们转而面对现实的生活。

在内在旅途中发生的其他危机则和净化有关，这是无法避免的关系。那些我们过去所依赖的都不算数，原有的安全感也不再适用。

这些危机牵涉不同的层面，但彼此间却又相互关联。身体上主要会以疾病来显现，而心理上则会产生一种行动受制的感觉，或者是一种难以抗拒的强迫性行为。这样的行为模式常见于儿童，有时也会发生在父母或伴侣身上。内在之旅可以帮我们放下这类执着，让我们学会如何转化这些危机。

但必须认识到，除了内在之旅，我们有时也要通过其他途径来克服这些危机。

如果能与道的运作和谐一致，我们将会发现，道能够作用于各式各样的层面，当然也包括了内在之旅以外的途径。所以，接纳各种解决之道，也是克服这些危机的方法。

我们肯定生命拥有许多层面，其中包括各种机会，也包括使命。当我们为自己也为别人体会到这一点时，许多危机也就克服了，它们将化作全然的生命与全然的爱。

恐惧

　　恐惧在哪里？是在外在吗？我会在外在遇见它吗？如果我想象恐惧是在外在，即使走在内在的旅途上我也这么认为，那会是什么样子？这样还算是内在之旅吗？如果我想象着外在的恐惧，并且要向外去面对它，这是否意味着我把自己从内在转移了？那我的力量、我的凝聚在哪里？这就好像是，我被孤立无助地丢到了外在的恐惧中——一个事实上并不存在的幻象，但我却以为它就在面前。

　　譬如我想象有一场残暴的战争，手无寸铁的人们正遭受迫害，这个可怕的意象缠绕不去，而我又无法把自己的注意力从中移开。我愤怒，感觉自己就像是受害者，我的内在仿佛和这些人联结起来。那么，我又在哪里？我还是我吗？

　　或者，我看着内在的恐惧，从中观照自我，突然间我会感到自己足以面对这样残酷的暴行。我之所以把这些感受封锁起来，是因为我害怕这些感受。

　　如此凝聚下来之后，内在之旅就得以继续。那些显现在外的恐惧和我有了不同的联结，它是如此接近，就像是我内心最深处的信任。我和恐惧在最深处合而为一。

　　面对所有的恐惧，我都保持着凝聚，先是内在，而后向外。现在我不但以另一种方式看待自己，而且以全新的态度与神相遇——带着畏惧与颤抖，谦卑与崇敬。

宽容

"宽容"通常指的是，我们原谅他人的行为，不再回头计较。这种宽容是人类群体生活中一种爱的表现。我们感受宽容的美好，因为我们不再索求，不再执着，伤痛就可以过去。

另外，还有一种宽容出自懦弱，即为了图个清静，所以放任他人不管。这种情况通常会发生在父母身上。这种宽容披着爱的外衣，但事实上它只会让我们失去对他人的善意和关怀。如果我们放任一个人胡作非为而不加关心，不制止他再犯以减少伤害，那这绝对不是真正的爱。

还有第三种宽容。我们凝视着过往，看着它，并允许它连同我们自身一起在目光中消散，永远地消散。这样的宽容就是在帮助我们，去净化那些不断浮现在眼前的、充满哀求而绝望的回忆。

内在之旅主要指的是第三种宽容。通过这种宽容，我们会更进一步地凝聚下来，而且不至于犯下错误。因为我们用宽容这种方式与伟大的心灵和谐一致，而这将带给我们勇气与力量。

第一种宽容则是成就了爱。它重新填补那些破碎的关系，并维系着联结。就许多层面来讲，它也凝聚我们——它带来凝聚，也净化我们，譬如使我们放下怀疑。它也让我们更加轻盈自在地走在内在旅途上，朝向存在的本质——既宽容也非宽容。

随顺

"随顺"意味着我们把优先权让出来，让别人得到他想要的。从某个角度而言，这是一种慷慨大方的行为，因为随顺的人甘愿跟在后头。但其实这也没有什么损失，随顺的人反而会因此得到敬重和力量。当我们跟随着伟大的心灵时，我们可以由内在之旅体会到这种随顺，并在各个层面中获益。随顺着这股力量，它将带我们抵达一个单靠自己无法走到的境界；此外，我们的内在也会凝聚力量，让我们在面对恐惧和软弱时不是逆来顺受，而是去带领它。

于是，别人也会开始随顺我们。那并不是因为他们自叹不如，而是他们察觉到我们跟随的脚步已经超越了优劣高下之分，这样的运作让彼此都感到舒服自在。

随顺善念，随顺生命与爱，这些永远都是有益的。然而，如果有必要的话，我们也要懂得带领，懂得反抗那些不善的事。如果我们和伟大的心灵和谐一致，这就不难，我们会懂得带领，因为我们也被带领着。

如果我们处在一个困境，不知道是该随顺而行还是该奋力一搏，同时也缺乏智慧和力量找出适合的解决之道，在这样进退两难的时候，我们就该步上内在之旅。但是，请不要紧抓着这个困境，最好把它抛在后头，让自己随着伟大心灵的力量凝聚下来，不带目的、不怀恐惧地让自己被引导。

之后，无论我们是在凝聚中顺着走下去，还是转而找出一个新的方向，这都是一种引导——因为我们总是被伟大心灵的力量带领着。

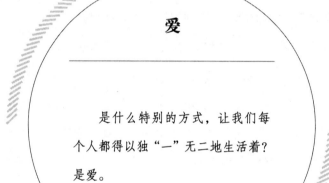

爱

是什么特别的方式，让我们每个人都得以独"一"无二地生活着?是爱。

道

是什么在引导我们的内在之旅？是我们的心灵吗？引导内在之旅是否是我们心灵的渴望呢？如果是的话，那心灵又是什么呢？

我们的心灵在不同的层次和空间中运作。在最基础的层次上，它为我们的肉体注入生命。这并不是说心灵只在我们体内活动，好像它被困在里面似的，而是说只有当心灵超越了肉体的限制，并从所处的环境中觉知到该如何引导和守护这个躯体时，心灵才能给躯体带来生命的动力。

心灵将我们的肉体和所处的环境联结起来，一如它也联结了我们体内的各个成分。所以，心灵就是我们身体的欲望，以及因为情感需求而发生的行为。只有通过心灵，我们才能觉知到身体以及所处的环境。

心灵也联结了我们和他人。首先是我们的家庭，我们的父母、兄弟姊妹以及我们的祖先。它将我们以一种特别的方式联结起来，仿佛我们共同拥有一个更巨大的心灵。个人的心灵作用影响着这个共有的心灵，而这个共有的心灵也同时影响着其中的每一个个体。

也许，我们应该把这两个心灵领域视为一体，因为只有在某些特定的概念中，我们才有作为一个"个体"的可能。但在实际中，我们总是以各种各样的方式与其他人及外在的环境联结着。

在这个广义的心灵层面里，包括了我们对关系与归属感的渴望。爱与厌恶也属于这共有心灵里的感受，同样的还有罪恶与清白、值得与不值得、公平与不公平，以及善与恶。这些感受把我们和其他人相互联结在一起，就算我们刻意忽视它们，那也代表着一种联结，因为凡是我们想要忽略的东西，往往都对心灵有着特别的影响。

另外，我们对他人的观感印象也存在于这个心灵层面里。这些印象形成了我们对于他人的评价，并进而影响我们的人际互动。而它们往往也最容易导致我们偏离内在或者和自身疏离，尤其是会阻碍我们的自我觉知。

是谁为我们打开通往内在的道路？是"道"。什么样的道？是我们的道吗？这道是否属于我们，就像有人认为它拥有心灵一般？又或者是，它是否更超越了我们的心灵，是心灵的更高层次———一个超心灵？

只有当我们与心灵同在时，才能从中体验到道。就在这个时候，我们的身体会有所觉知，会被道所撼动；我们的身体将感觉到正处于道的怀抱，好像它就在那里一样。

在这里我要更进一步地说明，一切生命的运作都是一种道的运作。只有在无尽的相互运作里，生命才有可能发展。并不是所有的人都会察觉到道的力量，但即使如此，我们仍然能够成长。这种力量已经超越了我们的理解，它是以一种灵性的方式来呈现的。

道的运作是一种创造性的运作。它只会从外降临，而不是自发地出现。它来自超越身体和心灵的彼岸。如果我们想在灵性层面体会到这种力量，我们也会发现，它也来自超越灵性的彼岸。

这种道到底是什么？是什么样的道把我们的身心灵结合起来？又是什么样的道掌握并成就了我们的身心灵？是神的灵魂吗？这个灵魂是否把我们和神的力量联结在一起？如果我们跟着它，是不是就与神同在？这种道的运作是否也让我们一起参与它的作为，仿佛上帝造物一般？

这已经来到我们灵魂的限制了。这股灵魂的力量超越了我们所能理解的范围，于是呈现出一种神性。但我们怎可大胆称之为神性，好像我们知道它的起源一样？它必须看顾我们吗？它允许我们看顾它吗？能够和道的运作同行，对我们的身心灵而言，就已经是一种丰盛和满足了。

与道同行

什么是与道同行？是指跟着我们的想法、意念或者灵性同行吗？是不是这样我们的心灵就可以和主宰一切的大道联结呢？

如果我们的心灵允许自己被道引导，并随它和谐一致地运行，那它们就能够彼此联结。因为从某个意义上来说，我们的心灵就是道的心灵，就是一个创造。

但我们的心灵常常会卡住这个创造性的运作，仿佛我们可以靠自己的力量成为造物主似的。就某种程度而言，它可以，但问题在于：当我们的心灵抱持着这种想法时，我们将会被带到哪里？它会带我们到达内在的中心吗？它会带我们到达内在的平静，如实地与万物和谐一致，还是我们的心灵会和伟大的道失去联结，最终导致弊多于利？或者更确切地说，我们的心灵到底是要成就生命，还是要戕害生命？

我们的心灵常常需要花很长的时间来学习与道同行，有时还要经历痛苦的歧路，才能穿越界限到达觉知。但这同时也显示了，即使是在困境之中，我们的心灵仍然与道的运作保持着联结。

内在之旅就是学习，学习与道同行。这并不是单靠自己的力量就能完成的，我们要让自己一步一步地接受道的引导。

怎么知道自己受到了道的引导呢？我们将会凝聚下来，某个无法抗拒的力量会把我们拉向内在的中心。放下自己，去感受那样的引导，尽管我们被带领着朝向内在，但我们却完全地与自身同在。我们同时体验到两者——全然与自身同在，却又置身他处，而且两者紧密融合，无法分别。

在内在的旅途中，我们可以体会到道的运作，它如实地观照一切，除此之外没有其他。如果说运作中的万物都受到道的推动，那还有什么能置身于这股力量之外呢？

当我们受到这股力量的掌控时，它将带领我们去全然接纳如是的一切。

要是我们抗拒某些事物，或者是想把别人或者自身排除在爱之外，我们将失去与道的联结，失去这股爱的力量。这会带来什么样的感觉呢？我们会变得焦躁不安，失去生活的能力。

该怎么办呢？我们需要回到爱里，为了那些不论什么理由被我们排斥在爱之外的人或事物，重新回到爱的运作里。

与道同行，就是与它的爱同行。

道之爱

我们在身、心、灵之中体会不同层面的爱。我们无法只单独体验某一种爱，因为这三个层面共同在作用。但是，身之爱、心之爱与灵性之爱却有着不同的质与量。

身之爱主要发生在亲密的男女之间。

而心之爱则超越了这层亲密，展现的是对他人的善意、助人之心、同理心、喜悦和悲伤。这种爱需要一个对象，同时还要求彼此之间的爱是互相的；这种爱会为男女之间的爱增添内涵，把情感带向深处。

而灵性之爱则超越了身之爱和心之爱，它与道同行。这种灵性之爱，如是地看待一切，即使是那些离我们遥远的陌生事物。灵性之爱就只是在那里，对外无所求，不给予也不接受，因为它是灵性的。

同样地，灵性之爱也为身之爱和心之爱增添内涵，譬如对他人毫无所求的尊重与关注。它帮助身之爱和心之爱穿越重重障碍，却不会夺走它们的质与量，它让这些爱更加丰富。

灵性之爱与道之爱同行，它在万事万物中照见道之爱的运作。于是只要我们能够让自己的行动与道和谐一致，我们就可以处在这样的爱之中，如实地看待一切。当灵性之爱受到道的引导，并与其合而为一时，它就可以变成带有行动力量的爱。

灵性之爱不带任何个人的企图，它只是为了服务道与道的爱。所以，它从不会出错，总是令人感到舒服。

和这样的灵性之爱同行，我们的内在之旅才能成功。这样的爱超越了分离，克服了我们与他人别离的困扰。它使我们凝聚，带我们进入道之爱的辽阔境界，如是而喜悦地看待一切。

这样的灵性之爱是否和我们的道德认知相差太远？这也是灵性之爱为什么是灵性的关键，因为它已经超越了善与恶的是非判断，如同道如实地爱着一切，成就一切，一如事物本来的样子，也如同道在我们身上所展现的一样。

此时此刻，我们的爱就是灵性之爱。只有这样的爱才让我们全都平等如一；我们因它而平等，它也因我们而平等。

灵性之爱会不断地成长，而当道愈全面地把我们带进它的爱的运作中时，我们也愈朝向它成长。

和谐一致

和谐一致的人总是保持在运作之中。在和谐之中，我们是和某个人或某个事物一致运作，并与之同行。或者更确切地说——至少，在内在的旅途中我们会体悟到这一点——有一股运作力量将掌控我们，我们只是放下，并与其合一。这是道的力量，唯有道的力量能如此深刻地掌控我们，让我们最终与其归于和谐。

个体本身并不会消失在和谐之中，也只有那些与自身同在，并且极为凝聚地与自身同在的人，才能与他人协同一致地进入和谐。

和谐绝对不会去突显差异，而只是把他们带往一致，让他们以相同或者互补的频率朝着一致的方向运作。于是，他们更靠近彼此，尽管有所差异，却发出同样的声响——如同饱满圆亮的钟鸣。

我们的和谐总是与某个更伟大的事物一致，它先我们而行，并带领着我们。所以，并不是我们去达成和谐，而是某种东西把我们带往和谐。于是，这股运作从彼岸展开，掌控我们，带领、牵引着我们，直到我们认同它，感受到与它的和谐。要如何才能办到？通过爱。

那是通过我们的爱吗？这里是否也有一种爱走在我们前面，带领我们，直到我们的爱与它毫无分别？这样的爱让我们体会到真实的和谐，而这份和谐就是爱——终极的爱，灵性的爱，来自道的爱。

在内在的旅途中，我们要如何达到这样的和谐？因为道早已深处于一切的和谐之中，所以当我们与道和谐共存时，便是与万物一致了。而最重要的是，我们也与其他的人和谐一致了。

辽阔

内在之旅通往我们内在的核心，同时也通向辽阔。我们会体验到这种凝聚的双重性：一种是走向内在的中心点。所有散漫的运作都在这里沉淀汇集，似乎那些从前还远在四方的事物也都回归到这里来凝聚。另一种则是从核心散发出来的凝聚。当内在沉淀汇集之后，这股凝聚会再度扩散开，通向辽阔，但同时却不会失去与内在中心的联结。这就好比是内在的核心转而向外延伸，把一切都包容进来。

来自道的爱、灵性的爱，它们从内在的核心出发，一直到最外在的极致，都展现着同样的凝聚与辽阔。有时，我们会因为凝聚了一切而感到沉重，但如果同时我们也能够向辽阔行进，那么凝聚就会伴随着一股轻盈，如同我们展开双臂，拥抱了大气。在这样的辽阔里，我们带着独特的觉醒，并以一种轻松开朗的态度如实地对待一切，仿佛春天的太阳，毫无压迫性地放射出和煦的光芒。

当内在之旅再度踏上通往外在的道路，而我们带着澄亮的双眼与开放的心胸时，我们就能感受到这样的辽阔。内在之旅就如同是为了外在的旅程做准备，为了崭新辽阔的爱再度走向人群做准备。于是，这样的爱联结着内在的核心，在人群里静静地如是存在。

心

当"心"敲动灵性时，灵性之爱才得以发挥。怎么做？通过善意。这份善意保持在爱的范畴里，也保持在一个我们可以期望的界限里。

通过灵性，我们的心从期望中适度地退回；而灵性之爱也会通过我们的心获得温暖，并在适当的时机展现行动的决心。

内在之旅也就是心的追寻，因为我们的心在寻找灵，渴望和它联结。如果没有灵，心也就失去了发展的意义，失去了善意与敬重他人所需保持的适当距离。

我们往往很难控制自己的心，因为其中的爱仍然需要经过净化来启发灵性。于是，心总是在寻找灵；一旦它敲响了灵，它也就找到了自己的核心和本质。

而我们则是通过内在之旅达到心与灵的合一，并发现真爱的宁静与力量。真爱如实地包容并关爱着一切，它是心与灵的爱。然后，这份爱才向外展现它的力量。

和平

曾经离别的又因为"和平"而团聚。所以说，和平是一种接纳彼此的力量，这股力量协调不同的需求，把人们失序的共同生活再次协调一致。

只有当家庭里的每个成员都在这个家庭中被承认并且享有同等的权利时，整个家庭才能和平有序。

但是有些成员往往会被遗忘，或者是他们的归属权会被剥夺。为什么？因为他们被认为是一种负担或者是一种羞耻。

在内在的旅途中，我们和道的运作达成一致，然后我们会不可避免地被和平的力量带到某些人的身边——那些被家庭或者是被个人漠视、排除的人的身边。当然前提是，我们完全地臣服于并跟随着这股力量。于是，我们的内在之旅将朝着和平行进：朝着自身内在的和平，因为我们再度从自己身上找回失落的部分；朝着家庭的和平，因为家庭又再次完整团圆；同时也朝着更进一步的和平，无论是跟其他人，还是跟其他团体的关系。

道的力量能够克服分离，因为它面对一切，因为它平等地作用在一切人和事物身上。这考验着我们的爱是否是灵性之爱——那个带着我们在爱里运行的灵性之爱，也考验着我们是否已在爱里成长。

灵性之爱是内在之旅的试金石，能验出我们旅程的远近及实现方式。这趟旅程的实现就是和平之旅。

平等

人类关系中的"平等"指的是什么？首先让我们来看看，人与人之间有什么是平等的。

平等指的是，所有的人都有一位父亲和一位母亲，所有的人都属于某个家庭。平等指的是，所有的人都生活着，都有着同样的基本需求，并且都要满足这些基本需求来维持生活、保障生活。平等指的是，所有的人都会死去。

而不同的是我们的年纪、生活的经验，我们分别属于某个特定的团体、特定的区域、特定的语言文化。我们也有着相异的认同以及相异的命运。

尽管我们和他人比较，会显现出种种的差异，但我们都还处在同样伟大的创造性力量里，这股力量平等如实地对待一切，就这点来说，我们和所有人都是平等的。

虽然所有人都走在同一条路上，但我们可能远远地走在他人前头，也可能远远落后于他人。内在之旅也是如此。尽管大家都走在同样的旅途上，但是远近不同。

这差别就在于时间——我们走过的时间以及我们仍然需要的时间。但这时间并不是绝对的，有时候，晚起步的人也可能超前。不是因为他们走得比较快，而是因为他们受到了道的力量的带领。不过，最后我们会发现，一切还是要归于平等。

接纳平等是我们内在之旅前进的先决条件。首先要在旅途中处于居下的位置，在那里我们一切平等。唯有和众人一起处于居下的位置，我们才能站在神的面前；也只有和众人同在，那平等对待一切的道之爱才会包围我们。只有居下，我们才能在和谐里这样地爱所有的人；只有居下，我们的内在之旅才会带着爱前进。

所以，平等指的就是保持谦卑。保持谦卑也就是在爱里面和所有的人平等地站在神的面前，平等地被神所爱，也平等地与神一起爱所有的人。

实相

"实相"具有作用。因为我们的所作所为反映了我们心中的"想法"与"期望"，这两者十分重要，否则我们不会依照它们来行动。但是我们心中真正的想法与期望常常会被隐藏起来，尽管如此，它们却是影响我们行动最重要的实相。如果我们对这些想法与期望细加观照，那么多少还可以感受到一些被掩盖的实相。无论是显现的实相，还是隐藏的实相，这两个层面都会同时作用，只是强度不同。

"实相的作用"是指只有真实的事物才有作用，还是只有当事物有用的时候，才是真实的？所谓纯粹的实相，甚至永恒的实相又是什么？为什么人们要引用实相、宣扬实相？当然，他们只是期待这些实相有用。可是如果没有人因此而改变，实相也没有在人的身上产生什么作用，那它又为什么会是纯粹而永恒的？

到底实相有什么价值？它的价值只在于它的影响。实相有好坏之分，好的实相有好的作用，可以成就人们的生命与幸福，甚至是所有人的生命与幸福；坏的实相具有坏作用，能够使用某些借口阻碍生命与幸福，甚至是毁掉它们。

我们要如何应对自己与他人的实相？注意实相产生的作用，并且根据作用对我们自己以及他人的影响去转变实相。

那追寻实相又是怎么一回事？我们要寻找的是最能成就生命与幸福的实相：成就我们的生命与幸福，也尽可能让它成就其他众人的生命与幸福。愈接近这个原则，就愈是普遍的实相，一个好的实相。当然，这永远是实相所要成就的目标。

　　如何找到这个实相并且接近它？与道的运作和谐一致，并在这股力量里如实地关注一切。于是我们将发现一个全面作用的实相，这个实相就是运行不止的爱。

〈第一篇〉道路

一

只有"二"或者"多"，才能相互合而为一。当它们合而为一时，是否就不再是"二"或者"多"？还是它们仍然保留在"一"里面？没有"二"或"多"就不可能合而为一。所以，在"多"合为"一"之后，这个"一"要比原本的"一"多很多。因为即使是"二"，原本也是各别的"一"，只不过它少些什么。

052

于是，"一"要通过"二"或是"多"才能完整。"多"在"一"之中并不会消失，只是并不再是多个，它同时也是"一"。

这样的思考立足于人类共同生活的经验，因为我们不断地体会到多个又同时是一体的概念。譬如在家庭里，以及我们的内在之旅。

经验告诉我们，"多"要在我们之中合一，才能更贴近我们。要如何在我们之中合一？如何和我们合一？要通过爱。爱把"多"联结为"一"，而不破坏它们。也唯有通过爱，"多"才能如实地保存——以一种特别的方式保持它原有的"一"。

是什么特别的方式，让我们每个人都得以独"一"无二地生活着？是爱。这是一种双重的运作：有一种爱迎向我们自己，意思是，这份爱如实地爱着我们自己；而另一种则是我们带给他人的爱，也就是说，在这份爱里，我们如实地爱着他人。

"二"或者"多"通过爱而成为"一"。通过这份爱，它们可以同时相异地存在着，也得以相异地保持下去。

"天人合一"也是如此。我们有时会在生命中不经意地体会到这种经验。譬如，我们突然感受到自己与天地万物深深相连，却又不失自身内在的凝聚。

这类经验也会出现在内在之旅中。但我们必须非常小心，这种体会并不类似于投入母亲的怀抱，好像我们可以消融在某个东西里一样。尽管这样的经验往往伴随着一种特别的喜悦，一种回到纯真童年的喜悦，但是这种喜悦却和"多合为一"的经验相对立。因为"多合为一"的同时，每个个体仍然保持着自身的独特性。所以，这类融入了喜悦的经验并不能使我们变强大，最后只会使我们变得更软弱。

爱反而会在这种融入的过程中消失。因为爱只有在我爱对方、对方爱我时才存在。两方相对，爱才能存在。

在内在的旅途中必须注意，即使是在爱里，我们也要保持自身的凝聚。凭借这份凝聚的爱，我们感受自己和他人的不同，并保持彼此的位置。当然，我们之间仍然运作着某种灵性的、伟大的力量，一种来自"一体"的力量。我们和他人不需要相互靠近，也不需要打断彼此间的联系。

当我们到达那个境界，从内在的旅途上遇见最终的奥秘时，也是如此。我们既和这个终极的奥秘相对，却又与其同为一体。在这里，"一"永远是"二"，两者无止境地相互分隔。而我们也以一种难以形容的方式，感受自己远行在终极的运作里，直到与其合一。

内在与外在

"内在"指的主要是身体里面、皮肤以下所发生的种种。我们的皮肤是一道十分重要的界线，只有当我们重视这道界线时，才能维持生活。

当我们与他人互动而进入人际关系时，我们就是在用某种方式走出自身的领域。走到哪里去？我们可能进到他人的里面，或者他人进到我们的里面。人与人之间的关系会在哪里发生？它发生在彼此之间，在彼此身体的界线之间。

这块彼此之间的领域属于我吗？它算是我的一部分吗？我是在自身之外与他人互动，还是我和他人共同拥有、分享这块彼此间的领域？其他的人是不是也拥有这块领域？或者是不是只有那些清楚界线的人才能拥有并分享这块领域？

那到底什么才是内在和外在？譬如在一个家庭里，两个人或者许多人之间，是否存在着一个共同的内在或者外在？在这里，"内在"主要指的是在我们的关系里。

这样的内在是可以扩展的，从前在外面的其他人，可以被带进来，进入一份关系里。当所有的人都被带进来，当我们的爱足以包容所有的人进入我们内在时，那就只会有一个"内在"，而不再有"外在"了。

尽管在这个内在里，并非所有的人都同等接近我们，但是终究也没有谁会被遗漏在外面。

这样一来，哪里才是我们的核心呢？在内在的旅途中，我们要在哪个核心运作？我们在关系的核心里运作。当所有属于这个核心的成员都被牵引着向中心移动时，并且当我们从这个核心出发，用同等的爱和他们联结时，我们将会到达那个核心。

在这个核心里，再也没有上下左右之分，再也没有所谓的外在，一切都在此凝聚。于是在这个核心里，我们只有全然的凝聚与全然的存在。

什么是内在之旅？内在之旅就是一趟走在自身核心里，却通往一切的旅程。在核心里，我们与众人以及万物同在。

衷心

"衷心"就是内心，而"由衷的联结"也发自内心，从内在通往内在，彼此交流。我们的内在是什么？是我们的灵魂和我们的心。"由衷的联结"也就是从灵到灵，从心到心。

那是什么样的灵，什么样的心？是我们的灵，是我们的心吗？或者，那是一个共有的灵，一个共有的心？这心灵是否超越了我，也超越了你？那是不是还有一个更伟大的心，凌驾于你我的心之上？

我们从哪里联结？从我们的内在还是外在，抑或是从一个可以涵盖两者的层面？

我们彼此由衷的联结的同时，却也和另一方遥遥相系——我们彼岸的另一方。于是，我们既紧密相连又相距遥远，同时还保持着一颗深切关注的心。我们衷心地处在某种一致性里面，同样还有彼岸的另一方，所以我们由衷地感到平安。

那么，在内在之旅中会发生什么事呢？我们安处于内在，却也与自身之外的另一方——遥远而相系。

持续

保持不变就会持续存在，永恒地存在。因为只有变动中的事物才会在时间中游走；凡是不再变动的，因为停留下来，它就已经独立于时间之外，超越了时间的局限。

保留不变的才不会感到匮乏，否则它就会一直变动下去，直到被匮乏填满。于是，我们朝着那些自己缺少的事物移动，在感觉匮乏时才能体验到时间的存在。

我们也会在另一种情况下觉察到时间——当事物离开我们的时候。离开一切，我们会变得纯净，非常纯净，然后所有的变动也都停止，时间不断地延续下去。

我们的内在之旅从两方面迈向持续：一方面因为"圆满满足"而持续存在，另一方面则因为"空"和"纯净"而纯然地永续下去。

我们能不能承受这种持续感？如果这份爱十分纯净，是的。

我们可以感受到这种存在如此纯粹地显现在我们面前。这种存在具有方向性，它朝向爱，朝向纯净的爱。这份爱全然纯净，因为它仅仅只是在那里。

通过它不断地作用，它会持续运作，永恒存在。

觉醒

"你终于觉醒了吗？"对什么觉醒？觉醒之前你又在哪里？在别处，还是与你自己同在？

尽管我们知道自己身在何处，却并非时时觉醒。我们到底在哪里？我们在这里，但又不是真正地处在此时此地。

只有真正处在此时此地的人，才是觉醒的，因为没有什么会让他分心。如果他分心了，没有全神贯注，他会在哪里？心有旁骛，他便在其中昏睡了。他睡在一个大梦里，那些不存在的、不切实际的仿佛都是真的，他在梦里看着它们，就像真的一样。如果他真的当真了，那他仍然没有觉醒。

在内在的旅途中，尽管我们常常闭上眼睛，但仍然保持清醒。我们从内在觉知到此时此地，全然地觉醒于当下。

觉醒，我们才能如实照见一切；觉醒，我们才能如实看待自己；觉醒，我们才能看见什么是合宜的；觉醒，我们才能看见什么是有帮助的；觉醒，我们才能看见接下来发生的事情，以及真实的因果。

因为觉醒，我们看见已经过去的将永远过去；因为觉醒，我们看见未来有什么，以及会有什么样的未来；因为觉醒，我们知道自己活着，活在当下；因为觉醒，我们为生命感到喜悦；因为觉醒，我们如实地接纳一切。

因为觉醒，我们如实地看待其他的人，也如实地爱他们。觉醒，就是爱。

信息

在内在的旅途中，有时我们会收到一些信息。什么样的信息？都是爱的信息——传达给我们，也传达给其他人。

我们该如何对待以及回应这些信息呢？用"爱"。用什么样的爱？灵性的爱。

这份爱就在这里，也只能在这里，就如同我们只能身在此时此地一样，爱就只能在当下。这样的爱和这样的信息之间会发生什么事？除了在当下之外，还有什么是应该发生的？没有其他。因为爱就在这里，所以它就是信息。

给谁的信息？首先是给我们。因为它只是在这里，所以它是纯净的信息；我们通过爱的存在而传达这信息。它为我们而在这里，所以它也为其他人而在这里；它并不要求什么，仅仅也只是为他人而在这里。

然后呢，我们的内在之旅会怎样？不会怎样，就只是在这里，带着爱。在这样的爱里，我们凝聚在当下，全然地爱在当下。于是，一如我们真实的模样，我们也成了爱的信息。

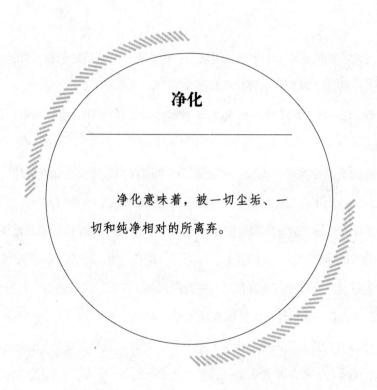

净化

净化意味着，被一切尘垢、一切和纯净相对的所离弃。

好

所谓"好",是指这件事能成就一个好的作为。要不是这样,"好"又怎么能称为"好"呢?

有时,"坏"也能在最终带来一个好的作为,若是从结果来看,我们能称这样的事是"坏"事吗?这和"好"有什么分别,它们最终产生的作用不也是相同的吗?

"坏"对我们而言,时常伴随着巨大的损失和深沉的伤痛。眼前看来,"坏"十分糟糕,因为它使我们受挫;然而我们若以长远的眼光来看,它还仍然是这样吗?

"好"也是如此。眼前看来,我们认为那是好的,尤其当我们处在一个极美满状态的时候,譬如在爱之中。但从长远来看,有时"好"也会失去原本的作用,直到和"坏"几乎没什么两样。然而,如果"好"变得越趋近于"坏",那么"坏"到最后就越可能有"好"的作用。

要是我们以为一切都应该只有顺利和美好,那我们会多么狭隘。对人们来说,"好"就是和他人相互联结,得到认同和关爱,产生好的作用。然而,这最终真的是"好"吗?

在内在的旅途中,我们所要探寻的是一个能够带给我们和谐并与内在最深处相呼应的运作。这股力量有时会让我们和人群疏远,甚至包括他们的爱。

这么一来,我们该如何继续接下来的旅途?记住,无论是好是坏,我们都不要管别人的成见。同样地,我们也要放下自己的成见。

那我们还留下什么？我们还留下纯净的联系，无论它是好是坏，谁都无法玷污它。跟谁联系？跟带领我们生命的道，当然还有我们自身，以及他人——无关好与坏，只是纯净的联系。

纯净

"纯净"就是单纯洁净，不偏不倚。譬如，一个纯净的声响。一个思想也可以是纯净的，只要它专注于一件事，纯然地专注于真实之上，并且毫无企图。

爱则是另一回事。爱将会是纯净的，当它以包容取代排挤，当它包容一切之时。爱会把它所包容的一切化为纯净。

在内在的旅途中，通过如实地接纳，全然如是地接纳一切，我们会变得纯净。因为纯净的声响也就是全然的声响，纯净的思想就是全然的思想，纯净的爱就是全然的爱。

所以，纯净的人性也就是全然的人性，纯净的真实就是全然的真实，纯净的联结就是全然的联结。

经由内在之旅，我们通过愈来愈多的事物而变得纯净，全然地穿越一切。然后我们怎样才能从这趟旅途中归来？纯净——并全然地处在当下。

疗愈

我们需要来自不同层面的疗愈。最急切的是当身体生病时，我们会寻求疗愈，身体的疼痛与不适迫使我们去求医。

这其中也常伴随着心理上的痛楚，身体的病痛也会使心受苦。同样地，心的伤痛也会造成身体的病痛，甚至是没病而想去追求病痛。

灵也会生病吗？我们的灵是不是有时也需要疗愈，譬如通过洞察或者释放？生病的灵是否也会造成心或身的病痛？疗愈要从何开始？疗愈通常从灵开始作用，由此延伸到心和身。

有许多身体上的病痛与心或者灵无关，譬如传染病、遗传疾病、残障，以及意外伤害。尽管如此，心和灵仍然对身体具有疗愈作用，但前提是，心和灵的伤痛必须先被疗愈。

在内在的旅途中，我们的灵有时会以某种方式和我们的心或者身脱离，譬如当我们和伟大心灵的运作达成和谐一致时。这种运作会净化我们的灵魂，并且涤除那些使我们心或者身受病的妄想和企图。

这种净化如何产生？首先通过关注。心灵的运作如实地关注一切，包括病苦、伤痛、命运。它也关注那些被我们或者家庭忽略的人，关注那些我们至今仍旧排斥的人，这些人让我们通过身体的病苦注意到他们。我们需要这些人，我们的心灵需要他们，我们的身体也需要他们。

当我们的心与灵在内在的旅途中与另一个心灵一致运行，并如实地关注所有人的时候，那些在我们之间以及家庭里面失去位置的人，就和我们的心与灵有了联结。于是，我们的心灵得以回归序位，然后发挥疗愈作用，使我们的身体得到安抚。

在内在的旅途中，我们也可以在与伟大心灵的和谐运作中为我们的病痛祈请疗愈。如此，伟大的心灵也会关注我们。通过这样的祈请，我们甚至还能以一种特别的方式与伟大心灵达成和谐。

指引

要与伟大的心灵运作联结，我们通常会说只要把自己交付出去，就仿佛无我地跟随着它。然而有时伟大的心灵也会反过来跟随我们。是的，它等待着我们召唤它、善待它，它愿意应许我们，只要我们信任它，向它祈请。

我们会因此而变得以自我为中心吗？或者我们是否依然与这股力量和谐一致？这些可以从它产生的作用看出来。当我们向这股力量祈请疗愈时，某种治疗的力量就会发生在我们和其他人身上。这股力量会带着爱，关注我们对它的祈愿。我们对它愈是充满信心，就愈能深刻体会到——我们是多么信赖它。

我们将被带进另一个灵性空间，我们以及我们的祈愿将受到这股力量的承认和肯定。

而我们会明白，在和谐之中，凡是这股力量应许我们的，都将恩赐而来——充满了慷慨与关爱。我们知道，我们可以祈愿，可以真诚地祈愿，甚至热切地祈愿。

然后，我们如何继续接下来的内在之旅？我们留给这股力量一个空间。怀着感激，把自己交付给这股力量，把它当成一个爱的对象，与它合而为———毫无牵挂。

痛苦

痛苦会折磨人，有时当它发生时，我们甚至不知它从何而来，或者是由什么造成的。它来自我们的体内，还是外在某个地方？它是否来自我们运作的灵性层面，并把我们带向一个必须受苦的人的身边，就因为痛楚从外在加在那个人的身上，而他无力抵抗？"喂，痛苦，退去吧！"我们的内在朝着它如此呼喊着，仿佛它是一个人。

我们会发现，痛苦不仅是身体对某些事物的反应，表示身体需要迫切的介入与关注，而且我们终究会明白，痛苦也有它灵性的一面，我们也必须以灵性的方式对待它。

内在之旅带领我们进入一个以灵性对待痛苦的层面。我们把自己从中抽离，而与道和谐一致。这股力量如实地关注一切，也关注这份痛苦；同时它也关注那些想借这份痛苦和我们沟通的人。也许他们想说些什么，或者是想要向我们请求些什么。

当回应这些祈请时，我们随着道的力量与关注，一起到它想去的地方。我们和这股力量一起前行，带着觉醒与爱。我们把自己交付给这股力量，而这股力量又把它自己与我们一起交付给痛苦，交付给那些借此向我们请求的人。和谐一致地处在这股力量里，我们得以找到这份痛苦的成因，以及这份痛苦的意图——它希望我们能敞开我们的心，并以同理心理解它。于是，痛苦成了一把钥匙，它打开一扇门，让那些在外面吵闹着要进入，甚至以痛苦相逼的人，得以出入。

通过痛苦，那些渴望相会、渴望归属的就可以团聚。在内在的旅途中，我们终会发现，这样的痛苦是多么有疗效，尤其是在灵性层面。

然后，我们的内在之旅会往哪里走？往内在，还是由内而外，到那些过去被排斥在外，而今得以进入内在的人的身边？现在，这些人得以在我们里面——在我们的心里，在我们的灵里，在我们的生命里。

离弃

会有人被道抛弃吗？如果道离开了他，不也就抛下了自己？然而，我们有时也会离开道，离开内在的指引。当这种情况发生时，至少可以说是我们在试图脱离道。

我们真能这么做吗？难道误入歧途就不是灵性的道路？要不是这些歧路，我们又如何能在最终更接近自我，并因此更确认了道的运作？

当我们离开别人或者别人离开我们时，也是如此。别人真能离开我们，完全把我们抛下吗？而我们又真的能离开别人，完全抛下他，让他被道遗弃吗？

在内在的旅途中，我们有时也会觉得自己被遗弃。被谁遗弃？那是否只是过去被别人或者被自己遗弃的记忆，而我们在这样的经验中忽略了道的运作？我们是否把这样的经验也投射到道上，仿佛它们可以拿来相互比较？

当然，被道离弃的经验——或者说是"感受"，也是有的，那只有在某些特别情况下，而这种被遗弃的感受是非常痛苦的。我们该怎么办？没有办法，什么也不行。只有耐心地保持在这里，并凝聚下来等待，那样才会再度恢复秩序和重回位置。

在这种情况下，我们无法把人性经验转化为道运作的画面，也无法期待依靠这些画面而有所作为。我们是真的被离弃了——但只是被这些画面离弃了。

只有当我们被离弃时，我们才会变得纯净。净化意味着，被一切尘垢、一切和纯净相对的所离弃。

　　我们会到达这种纯净的境界吗？只要我们朝向这个目标就够了。即使我们尚未纯净，道依然在我们之中纯净地作用着。如何能深刻体会到这一点？只有"离弃"。

整齐有序

我们可以通过内在之旅来整理我们内在的景象、我们的记忆和我们的爱，让它们回到一个适当的位置，回归一种秩序。当每一个都找到自己的位置时，它就不会再去妨碍别人；当每一个都得到了自己的空间时，它就可以自在地运作。

在我们的感受里，一切都沉淀下来。我们感到整齐利落、开阔明亮、活泼自信、爽朗愉快，并且关注所有，不再有压迫感。

从内在之旅一开始，我们就会产生这种整齐感，因为我们内在的某些东西，从一开始就朝着一种秩序慢慢转化。每一段旅程都不断有东西要回归秩序，而我们相对地也就感觉愈来愈整齐有序。

这种"回归秩序"就如同在经历一场净化。一面镜子将被擦亮，而我们也将看到自己以及围绕着我们的崭新光彩。我们因此也感到闪耀与轻盈，如透明般澄澈。

通过内在的整理，我们周遭也会回归秩序，尤其是我们的关系以及我们的工作。在这个层面，我们也会感到整齐利落，活泼自信。

于是，我们会发现：内在之旅也同时是向外的旅程，朝向一个更大的空间，朝向另一个整齐有序的爱，一个喜悦的爱。这份爱如此开阔，全然在当下。

内在空间

内在之旅首先会引领我们进入自身的内在空间，这个内在空间只是个前庭。尽管如此，唯有当我们游走在这个前庭之中，并且当所有属于它的事物也都找到自己的位置时，我们才能穿越这个空间。

这个前庭是心灵的首要空间。也许，在这个空间里，我们的心灵仍然缺少了某个尚未找到自己位置的东西；也或许，这个空间被许多不当的事物占领。

我们通过内在之旅整理这个空间，让那些之前被排斥在外、找不到入口的人得以进来。也许还有某种洞见、某个真相或者事实，它们也等着进来。之前我们总是想挡住这个心灵的入口，阻止某些事物进入内在空间，而现在我们却要允许它们进入。

内在之旅不断地净化着我们的心灵，直到两件事发生——"清理"与"自我敞开"。"清理"需要不断地告别与放下，而"自我敞开"则是对心灵所欠缺的事物敞开。

在这个内在空间里，心灵会准备好进入下一个空间——灵性的空间。不过，心灵可以在它自身的内在空间里行动，但是在灵性的空间里却无法自主。心灵无法靠自身的力量进入灵性的空间，它必须等待，直到这个空间仿佛自己敞开。

许多内在之旅都发生在心灵的内在空间。这些旅程引导我们游走其中，并且把某些事物带回秩序中。在旅途中，我们变得既空无又丰盈。所以一直到某个定点以前，我们都可以和其他人一同进行这趟旅程。然而一旦到了道主导的时刻，我们就只能单独进行，我们每个人也都将以独一无二的方式接受道的引导。

这么一来，我们还有什么可说，还有什么可做？没有。我们只能静静地把自己退回来，等待道流向它想去的地方。

有时，当我们仍然在内在空间活动的时候，会有一股道的运作向我们涌来，毫无条件地把我们带走。而当我们再度回来时，内在空间仿佛被扫过一般变了样，有时甚至连内在空间的景象都全然发生了改变。这时，任务就完成了。

到头来，一切不就是道吗？

两个世界

我们生活在何处？我们生活在一个内在的世界和一个外在的世界里。或者，外在的世界说起来也许是一个广大的内在世界。内在的世界会不会把我们从外在世界移开，阻挠我们和外在世界的关系？

我们究竟可不可以分开这两个世界，仿佛只有其一而没有另一个？内在的世界是否必须通过外在世界来开启，于是内在世界必须不断地和外在世界相比较、相对应？

内在之旅属于后一种情况。在旅途中，我们只是看起来像是从外在的世界退回来罢了。因为内在之旅主要净化的还是我们对于外在世界的画面，然后帮助我们更清晰地看清外在的世界。在外在的世界里，我们可以验证内在之旅的成果，最主要的，就是看内在之旅对我们的人际关系产生了什么影响。

验证的方法很简单。我们只要问：别人是否对我们更坦率，更友善？他们是否感到受尊重？他们是否感到平静，不会害怕我们对他们有所强求？他们在我们的面前是否感到舒服自在？

为我们的内在带来秩序的，也会为我们的外在带来秩序——有时，反之亦然。所以，外在的秩序也是在为我们内在的秩序做准备。内在之旅起于外在，它把外在的世界带入内在，带进秩序，然后送回到外在。我们可以感受到，每一段的内在之旅都会使外在的世界更有秩序地回到外在。外在的世界变得更整齐有序，与生命和谐一致，如同是包含了两个世界的整体。

开放

关于"凝聚"这样的一种经验,我们一方面会联想到"团圆"与"结合",另一方面也会产生一种紧迫与受限的感觉。但这只是一开始,因为过了一段时间之后,我们的内在就会再度打开,仍然保持着凝聚。它会以一种凝聚的姿态走向辽阔,并且敞开。走向开放与辽阔的道路就是通往崭新的道路,它跨越了界限与门槛,渴求一种凝聚的勇气与凝聚的力量。

在这种意念的指引下,历经一段时间的内在之旅之后,我们将被带进一种全新的开放境界:对新的经验敞开,对全新的觉知敞开,产生新的能力、新的行动。而其中最关键的一步就是,把自己毫无保留地交付给道的力量。

"毫无保留"在这里指的就是"纯净"。解除那些阻碍觉知的枷锁,我们倾听道的声音,我们必须倾听,纯然地感受新的觉知,就如同它是来自道的托付。不论是觉知的枷锁,还是思想的枷锁、经验的枷锁、行动的枷锁,这些都为我们套上锁链——意志的锁链。这些锁链限制我们,因为它们想确保我们在这些领域里的归属权。

这些领域包括我们的家庭、我们的文化,还有我们的宗教——不论是实际信奉的宗教,还是只是习惯性地身在其中。尽管我们刻意忽视这些宗教,但是我们仍会受到这些意象与画面的制约与压迫,它们都同样封锁了我们的觉知与思想。放开枷锁与忽视枷锁完全不同,只有放开枷锁才能使我们敞开,跨入另一个更宽广的境界。

在内在的旅途中,我们有时也游走在这种受限的空间里,最主要的就是宗教以及宗教内关于神的意象、生命的意义以及吉凶祸福。为了敞开，为了到达前所未有的崭新境界，我们需要以开放的心态告别它们。

每当我们到达一个开放境界之后，总有另一个新的开放境界等着我们。于是，我们在内在的旅途中不断前进，告别后又告别，从一个新的境界到达另一个新的境界。伟大的创造力量之所以是伟大的创造力量，就因为它是无止境地朝着开放与崭新不断移动；而我们也是如此——当我们处在伟大的创造力量的和谐之中时。

冲突

如果内在的景象呈现出与我们冲突的事物，可能就会给我们带来困扰，譬如某个人或者某个团体、某种情境、某个事件，甚至某个命运的打击。这些景象也伴随着我们的内在之旅，它们常打断这趟旅程，诱使我们停下来，让我们想从外在做些什么，好拦住这些看似与我们冲突的事物，阻止它们发生。

这样有用吗？那些看似与我们冲突的事物是因此而减弱，还是会反过来更激烈地对抗我们？

如果我们认为有某个人或者某件事与我们冲突，那我们也很容易会跨过这个意念产生另一个幻想，那就是：神在对抗我们，或者命运在对抗我们。命运，那个主宰一切作为的伟大力量，不管我们是否愿意或者恐惧，它在对抗我们。

如果某些事物看起来要与我们冲突，该如何是好？我们去认同它，而它终究会为我们证明些什么——为自己，为我们所属的团体，也为我们所要成就的目标。

而我们不知道在这样的停顿之后我们的路会通往哪里。我们也不知道如果照着我们之前的想象，这条路会通往哪里。

但是经过了这样的停顿，我们会更加小心。最重要的是，我们抛开了自认为被命运的力量离弃的想法。不管是对谁，其实命运的力量总是在成就所有的人，无论人们心里对于这样的成就是敞开还是封闭，是认同还是抗拒。

在内在的旅途中，当我们被冲突的意象限制住时要怎么办？我们穿越这个意象，直到我们静静地处在某个"终极"力量的面前，看着它，并且也体验它在一切万物之中对我们的关注。

这股力量的作用非常巨大，超乎我们的想象，所以我们不必担心没有时间。即使是在事态紧迫、势在必行的时候，我们也不会因为在这股力量前稍作停留而错失什么。凝聚下来的时间中有真正的精华，而匆匆忙忙才会失去想要的东西。

所以，当冲突看似来临时，我们在内在的旅途中要怎么办？从容不迫，仿佛我们拥有充足的时间、无尽的时间。在那从容不迫之中，一切都将水到渠成——恰到好处。

而又是什么让我们安住在这个时间里呢？是"感谢"。

聆听内在

当我们向内聆听时,有谁在说话?是谁在和我们说话?是我们害怕的人,还是我们害怕失去的人?如果我们聆听他们,会发生什么事?我们会不会错失什么?什么样的话语是在一切安静的时候才听得见?

我们要怎么学习聆听内在?唯有停止去听。怎么做?沉浸在语意中,让字句像风一样地拂过我们,而我们完全没有感觉到它,然后就是寂静。当聆听停止,寂静开始时,话语才结束。

内在的聆听在寂静中展开。听什么?有谁在说话吗?没有。那是另一种聆听,一种倾听。倾听意味着聚精会神,不受任何可能发生的事情的影响。当然,什么也不会发生。

在这种倾听的状态里,我们将对那些存在而不执着的事物完全敞开。我们在暗中倾听,没有任何造作,一切都充满着期待与惊奇。

我们还需要什么?是否在这个当下已对万事满足?我们还想不想得到更多?想。因为凝聚之后就是行动的开始,我们的行动与那份凝聚一致。

我们怎么知道要做什么?如果我们静待,我们就会在刹那间知道那个词或者那句话。不用听,它们就会为我们突然涌现。

要等多久?有时只要片刻。

妄想

在"妄想"里面，我们会将那些想象中的事物误以为真，却不会把它们落实到我们的经验里进行确认。同样地，如果我们只是盲目地挪用别人的经验，那也很容易会产生妄想。要是有人告诉我们，某个目标是多么地适合我们，那往往也不过是因应某种传统，对我们来说，这个目标当然也很容易会转变成妄想。

从这个角度来看，我们从别人那里得到许多关于"神"的种种想法和意象，也常常会引起妄想，因为它们常常相互矛盾，并且和我们的经验相抵触；如果我们只是接受，往往会造成更多的妄想。

所以，在内在的旅途中我们必须非常小心，尽量纯净地立足在自身的体会上，不管别人有多少不同的经验。因为，如果我们依靠别人的经验，追随别人的指示，那我们到底是在被谁引导？我们还与道的运作一致吗？它仍在我们之中，引导我们到它所指的地方吗？

内在之旅要为我们展现的"净化"，指的就是对这些景象的净化。因为最终没有一个景象可以站在道的面前，通过道所给予的洞见以及经验的考验。但是通过净化，这些景象可以得到提升。

我们如何免于妄想？与道的运作和谐一致。让这股静谧的运作以它独有的方式一步一步地把我们带向莫名的奥秘，带向另一个恩赐，带向超越，带向观照。

谁在？

　　在内在的旅途中，谁会与我们同在？如果我们是基督徒的话，耶稣会不会与我们同在？他能不能与我们同在？他愿意与我们同在吗？耶稣是否早就屈服于命运，知道神不像他所宣称的那样，不像人们所宣称的那样？即使是那些一直把耶稣挂在嘴边的人，他们尊敬他吗，他们尊敬他的命运吗？当耶稣觉得自己被神遗弃时，他们能尊敬他的感受，并且像耶稣对待他们那样地去爱他，还是他们疏远了耶稣，让他必须担惊受怕，怕那些宣扬他的人反过来加害他？在内在的旅途中，我们会遇到的是这个耶稣。

　　要是我们如实看待耶稣的话，会是什么样？只有依照他如实的样子，耶稣才能够与我们同在，就像是我们之中的一分子。他就像我们一样，观照着某个无法理解的奥秘，但同时也明白自己受到这个奥秘的召唤，去完成它许诺他的一切。

　　于是，他就如同我们之中的一分子，却对我们毫无抱怨、毫无所求，而我们也就这么与他同在。

　　因为与他同在，所以我们凝聚下来，和他一起带着爱对待所有的人，就像他爱我们那样。这份爱没有教条。当我们就这样与他同在时，我们也和其他人同在，没有教条。

　　让我们一同感受，感受自己正处在某个奥秘之前。

观照

超越我们生活的是什么？是
"观照"。它让我们把生活全部交付
出去，并在其中感到最终的平静。
怎么做？活在当下，只在当下。

灵性的观照

当我们"观"的时候,我们就是远离自身向外看。而什么又是"内观"呢?那会触及什么事物,什么人?

在内观之中,我让觉知远离外界;而通过特定的方式,我也让觉知远离内在。我让自己从扰乱凝聚的一切事物中抽离。

我的内在之旅要前往哪一个方向,哪一种观照?有什么是我可以观看的,还是一切都空了?

当内在凝聚下来时,我离开自身并被带向远方,我的"观照"也被牵引而去。于是我凝聚的精神也从内在转移,朝向自身之外,超越我的一切。我的目光从内在投向外在。当然,那是一种凝聚的目光,一种凝聚的观照,我带着内在的凝聚向外观看。

难道我真的在观看吗?有什么在我的眼前?又或者,难道我正在观看另一种空无,一个同时隐藏不明的奥秘?

那不是视觉上的观看,而是我内在的某个东西穿透出去的观看,它望向远方的另一头。

有什么东西在远方?什么也没有。在内在旅途中,当我成为某个运作的一部分的时候,我就联结了远方的某处。那时,我既身在此地,也同在彼岸。

这是一种内在的、灵性的观照。尽管走向空无,但是它却看着一切,也充满一切。

还有什么能超越这样的观照?那已经是终点了。

远见

"远见"遥指前方，望向未来。它预料到了即将发生的事，并在此时此刻就做好了打算。

我们为什么能够预见未来？因为我们在当下觉察到了征兆。

"远见"始于"近观"，"近观"指的就是在当下就近观察未来的征象。

我们如何从现在看到将来？只要我们纯然地处在当下，让未来在当下凝聚于我们的内在。这样一来，远见就凝聚下来，在当下凝聚。

如果我们能和内在的力量保持一致，让它不断地把我们带回到当下，这种远见就会变得十分纯净。和这股力量同行，我们可以深刻感知到它所引导的方向。我们变得辽阔，因为我们处在通往未来的运作里，未来也正涌向我们。我们并不是从外在打量现在发生了什么事，而是在从内在打量，从我们经历的运作里看见未来。于是，"远见"就来自"先知先觉"。

我们一旦与这种"先知先觉"联结上，譬如在内在旅途中，我们就可以体会自己所在的运作，并同时觉知到别人如何运作。而且，我们也会明白运作的方向。当我们看到运作的方向时，我们的先知先觉就成了远见。

然后我们就去行动吗？我们需要行动吗？我们是否就让一切照着它的运作走？一切早已在运作之中，而它的方向在当下早已浮现。而远见之所以为"远"，是因为那意味着我们可以等待，并相信这股力量自然会在它的时间里到它该去的地方。

如果和运作一致进行，我们也可以伺机而动，当然，前提是必须顺应整个运作。怎么做？有远见地做。但谁才有远见？那股让我们与其和谐一致的力量。

要怎么才能跟它达成一致？要如何处在这种一致里呢？——在"内在之旅"中。

〈第一篇〉 道路

等待

"等待"为什么会如此艰辛？那是因为我们大部分人预期的真实的事会较晚发生。于是，我们在等待中错失了当下已经存在的本质。那些立足在真实，立足在本质上的人，就不会去等待。因为，还有什么好等待的？

但在内在的旅途中，我们会等待某个"让等待消失的东西"。这种等待是值得的，因为我们在等着"观照"的到来，它是一份赠与。虽然在某种程度上我们可以"练习"观照——当然这需要花费心力，但是这样的练习我们基本上也只能承受一阵子。尽管如此，这种练习对我们多少还是有点帮助的。

当我们能够"观照"时，内在的旅途中就不再有等待。还有什么能够比当下的"观照"拥有更多？如果我们已经在终点了，又还有什么方法可以比"观照"更能让我们接近目的地？

另一种"观照"，是那种令人慑服的"观照"，就如同过去欧洲神秘学里所讲的一样，"它的来临像是恩赐一般倾注在我们身上"，于是我们再也不会从中偏离。

这种"观照"是实实在在的等待，是凝聚的等待，是有方向的等待。在等待之中，我们所观照的与引导我们观照的力量，既近又远。

在这既近又远之间，某些事发生了。所以，这是一种被赋予力量的等待，如同湖泊在等待山涧落下的水从远方奔流而来。湖泊虽然只是静静地待在那里，却不断地被注满，运行不止。

这是一种幸福的等待。它在等待一种已然存在的事物，然而它总是愈来愈多，总是一再转变。

爱也是如此，爱等待着它已经拥有的，然而爱总是愈来愈多，不断变化。

在观照之中等待，就是爱——一种永恒的爱，一种赠与的爱。等待是带着爱的存在，它就是爱，活生生的爱。

无尽

"无尽"是指那些超越我们才能的事物。譬如，"真实"对我们而言是无止境的，我们在真实里会不断地产生新的认知，不断地获得新的发现。

于是，我们把永恒想象成无止境的新洞见，无止境的新认知。

行走在内在之旅中，我们最终会观照"无尽"，一个充满了奥秘的"无尽"。我们无法再超越它，只能惊叹地站在它的面前，把自己全部交付给它。

在这样的观照里，会发生什么事？我们虽然什么也没做，但是却能感受到某种力量，一股无止境的力量。这种观照是一种无止境的领悟，那是我们无法用知识去理解的。只有当我们"永远处在它的面前"时，才能够领悟。于是在这样的观照里，我们同时表现出两个层面：完整与不完整，止境与无止境，在与不在，知与不知——直到最终。

惊叹

如果有一处景象让我们瞪大双眼，我们会发出惊叹，像孩子发现了什么新鲜东西。

在内在的旅途中，如果伟大的心灵一直带领我们朝向它的运作，我们也会惊叹不已，因为它会把我们带往前所未知的境界。

内在之旅就是一趟认知之旅。旅途上的一切都告诉我们：万物相互联结，都受到同一个伟大的心灵的引导，都被同一个伟大的心灵所爱，都被同一个伟大的心灵赋予生命。我们从内在的旅途中认识到这一点，因为我们也跟这个伟大心灵一样和万物联结着。

当我们发出惊叹时，惊人的事物就会迎面而来，向我们展现它的美，并带我们进入它的内在、它的本质。我们惊奇地发现，我们自己在其中凝聚，愉悦地凝聚下来。我们会在其中休息，直到下一个惊叹吸引我们，带我们离开。

这是一种开放的、纯粹的惊叹，我们把自己完全地交付给那惊人的事物，让它带着我们从这个认知走向下一个认知。

在这条认知的道路上，我们最终会被带到哪里？被带到与万物的联结上来——充满认知与爱。

认知的道路是伟大心灵的道路，所以它也是通往伟大心灵的认知。这种认知如何展现？它不会展现，它只是纯然地在当下。认知的道路走向观照——纯然的观照。

不知就是知，无为就是为。我们充满赞叹地待在这里，不为爱而去爱着。这种纯然的爱就是认知的爱。

我们如何达成这种认知与爱，是什么联结了这样的认知与爱？——是"惊叹"。

感知

我们常会有预感，能感知即将到来的事，并预先做好准备。这种感知从哪里来？有什么会因为我们的预感而实现吗？又或者，因为我们正处于某种感动甚至和谐之中，所以我们才能有所感知。

通过这种方式，我们能感知事物将如何继续进行，而那往往不同于表象。如果处在这种感知里，我们将会感受到凝聚。一旦预感实现，我们就在这样的凝聚中汇集我们所需的力量。

在内在的旅途中，我们也常常跟随着一种感知。譬如，尽管外在的环境都不允许，我们却感知到此刻正是内在之旅的时机。

顺着这种感知，我们会惊讶地发现内在之旅的时机是何等正确。同时，我们还会发现内在之旅是如何保护我们和他人免于伤害，以及如何让我们和他人通过旅途来领悟接下来的路程。

在内在的旅途中，往往还有另一种截然不同的感知会向我们涌来。因为当我们沉浸在"观照"中时，我们的"观照"一方面注视着当下的体验，而另一方面却又把我们的目光、我们的感觉甚至是我们的爱都抽离走，使得我们在那个当下开始产生怀疑。如果有这种情况，那是因为我们的心仍然有所牵挂。

放下牵挂，也放下爱与希望，仅仅只是去体会无尽的奥秘，以及无尽的、充满力量的存在——而所有的这些几乎仅止于"感知"。

放松

内在之旅是一大挑战，所以有时候它也会吓退我们。我们停下来从中退出，借此寻求放松。就这样，我们觉得自己从内在之旅的挑战中松懈下来。

真的能放松吗？我们是否到头来又得从自己退出的地方重新开始，迈向下一步？只有在旅程的终点我们才能真正放松，因为"观照"在那里等着我们。在这份观照里我们才能完全地平静下来，感受真正的放松。

我们在这份观照里觉醒，凝聚下来，接纳它所带来的礼物，没有多余的妄想。在观照里我们已拥有一切。

可是我们不能一直待在观照里面，我们还需要回到日常生活。要怎么回去？我们放松，让内在对生活里所遭遇的一切敞开。

这怎么可能？因为我们已经在观照里放下了所有的企图。我们带着从观照中体验到的合一与力量去面对所发生的一切，不论那是什么。在观照里以及观照之后，我们再也没有牵挂，因为和这股力量联结的人仿佛已经握有了一切，对他而言，还有什么好值得担忧的呢？

最后，我们究竟要怎样做才能放松下来？继续内在的旅程，直到终点。

活着

我们知道自己活着。可是我们真的活着吗？活着就是现在，只有现在。过去是已逝的生活，而未来还算不上活着。一切的生活就是现在，只有现在是活生生的，只有现在我们感觉活着，全然地活着。

在内在的旅途中，我们和生活同行，如同我们现在活着的样子。我们放下所有不属于现在的一切，我们放下过去的种种，也放下还未到来的一切。于是，在内在的旅途中，我们发现了全然的生活，因为只有当下才是全然的。

只有现在，生活才得以丰盈；只有现在，生活才能够深刻；只有现在，生活才得以触及它的内涵并迈向超越。

超越我们生活的是什么？是"观照"。它让我们把生活全部交付出去，并在其中感到最终的平静。怎么做？活在当下，只在当下。

在"观照"之中，我们全然地活着，别无所求；除了当下的一切，别无所求。我们照见难以言喻的奥秘，在那之中体会纯粹的生活，也只是生活。在观照里，我们明白生活就是在此时此地，生活凝聚在所有的运作里，丰盛盈满。

那么，我们怎么活？活在当下，全然在此。

当下我们与他人同在，当下我们也与他人一同活着。怎么做？全然活在当下。我们全然地在爱里，与他人全然同在。

时间

一切都只是暂时的。我们所做的、我们所成就的，以及那些伤害我们的，一切都只停留一段时间，一切也都将随时间而逝。因为，时间总是不断地让位给新的事物。

如果我们能够认识到时间总在流逝，那么我们就会懂得放下。内在之旅也是如此。由于我们放下，下一个新的事物才得以展现——同样也只停留一段时间。通过这种方式，我们无止境地在时间里行走，也无止境地走在内在的旅途上。

难道不是吗？可是并非所有的时间都会流逝，有时它也会静止。什么时候停下来？当某个东西抵达的时候，当时间丰盈的时候，当一股神秘力量来临的时候。

但也不是所有的事物都会在那个时间静止。因为我们仍然活着，活着的意思是仍在运作着，只是我们的心灵静止了。某种力量把我们带向"观照"，而当我们观照着这股力量时，时间就静止了。因为没有事物运作的地方，也就没有时间，没有时间性。

在观照里，我们的目光因受到某种吸引而凝滞；在观照里，某些事发生了，却毫无时间。这是什么样的经验？在观照之中所发生的一切，没有开始也没有结束，于是时间也不存在了。当下只有无止境的丰盛，没有时间可言。

这种丰盛却会在经验里变动，因为对它而言我们的心灵在当下并不足以让它静止。于是在观照里的每一刻，我们对这份丰盛有着不同的感受——所以有了时间。但这是另一种时间，丰盛的时间。

当我们从内在之旅回到原来的时间里时，我们带着这份丰盛，那么对于时间我们就有了不同的体验：空虚与丰盛。而我们空虚的时间将朝着丰盛运行。

之后生活会有什么不同吗？我们的爱又将有什么改变？我们在这里，和神秘的存在同行，你说会有什么不同呢？

为何？

内在之旅是为了什么？这趟旅程会通往哪里？它会带我们离开某个地方到达另一个地方吗？带我们离开哪里，又带我们走向哪里？它会带走我们内在的东西吗？可以将它带往我们的彼岸吗？

我们通过内在之旅探索自身的内在。旅途中，我们发现自己的内在，发现自身内在的联系。尽管没有走到外面，但我们也会发现通往外在的联系，因为在内在的旅途中，外在存于内在，它在我们之中凝聚。

那么内在之旅会走向哪里？它通往一个我们自身会在那里完全凝聚下来的地方，一个我们在自身里和万物联结、与万物合一的地方。它通往"一体"。所以，内在之旅不仅能使我们内在合一，还能使其他的万物与我们一起同在。万物最终的联结深藏在其中，那是一切的开始与结束。

就此而言，内在之旅把我们和那个隐藏在万物背后的道联结起来——在我们里面。我们在自身之中与万物合一，也和那个道合一。同时我们将深处于极致的创造力量之中——就在我们自身里。

"观照"也在此刻发生了，尽管那看起来好像是对外，实际上却是在内在进行的。这仍然是我们的内在之旅吗？还是我们同时也走向另一趟旅程？

距离

距离也是联结，它以一种灵性的方式、一种纯粹的方式保持联结。在内在的旅途中，我们也用这种方式和他人以及伟大心灵的运作相互联结：总是互相保持距离，一段尊重与崇敬的距离。

如果我们太靠近他人，譬如我们抱着渴求、期待或者抗拒去对待他人——抗拒其实也是一种逼近某人的方式，在我看来，太过接近他人也就太过接近神与它的心灵。

伟大心灵的运作也是这样，我们保持着距离，与它达成一致的和谐。即使那股力量涌来，完全掌控我们，距离仍然在那里。如果我们衷心地体会这股运作，它会诚心诚意；它也会衷心地保持距离，因为通过距离我们才能深刻领会这股力量的独特。

于是，在内在的旅途中，我们所要达成的"观照"也总是在远方。在这样的观照里，我们也只能保持着距离与其他的事物联结。观照跨越了距离，也维持着距离。观照只能越过距离来联结，观照是一种对距离的诚意。

所以，我们通过距离在内在之旅中凝聚。因为距离，凝聚得以汇集在我们之中，而我们得以在最深的凝聚里与自己深深同在。

我们在距离中保持纯粹，同样地，跟我们保持距离的对象也会纯然独立。于是，他和我们，我们和他，以一种纯粹的方式、一种灵性的方式相联结。

我们会因此而孤独吗？正好相反。通过距离，我们得以深深联结，甚至联结一切——这就是灵性的联结。

界限

　　我们的内在之旅在什么时候会遇到界限？当我们怀有企图的时候，内在之旅就在这个点上停住。引导一切继续，也带动一切继续的伟大心灵，在此时会离开我们。

　　每当感到内在之旅走到一个界限时，我们都要问问自己：是什么样的企图阻隔在我们和这伟大心灵之间？是什么企图让我们不再信赖它的引导，而使它离开我们？或者也可以这样问：我们希望通过什么样的企图得到这股力量，使得它能够顺服我们，而不是我们顺服它？

　　放弃所有个人的企图，完全把自己交付给这股力量，静待它的运作来带领我们，这样我们就能跨越界限，在当下如同那股力量一样无限。有什么能阻碍这股力量的前进？有什么能够让它偏离目标呢？即使我们抱着企图，想要按照自己的意思行事，但实际上我们仍然是在服从这股力量。尽管这违背我们的企图，但是这股力量却更加深刻。企图会为这股力量设下界限，但如果我们穿过这道界限，我们同时也会为他人打开僵局。

　　接下来呢？我们看起来似乎不断地来到界限，然而我们却是在把自己拉回中心，并且越过它远望着永恒的中心。在永恒的中心面前，我们停下脚步，再没有企图，就只是存在于当下。

　　"观照"在此刻发生了。一种无限的观照，却完全静止。我们毫无企图地沉浸在里面，这将使我们敞开，无限地敞开，在其中凝聚地敞开。

　　于是，这股力量在我们之中作用，跟我们一起，有时也似乎和我们对抗。

它作用在你我身上，没有界限，我们再也不会阻挠它。不变的是，这股力量将承载着我们，而我们也将和它合———没有界限。

积蓄

如果我们毫无积蓄，就会被掏空。因为我们总要不断地付出以提供一切生活所需。一旦耗尽而无法提供，我们的生活也会结束。

那心灵呢？它也需要积蓄吗？如果少了积蓄，它也会消逝吗？我们自己建造了一个心灵的储藏室，把心灵和过去紧紧绑在一块，这就成了心灵朝向活力与创新的羁绊。没有了积蓄，心灵将被释放到丰富的意象里；没有积蓄，心灵将跨越从过去到现在的一切，到达另一个高度，另一个开阔，无止境的开阔。

我们如何体会到这一点呢？通过"内在之旅"。积蓄就等同于联系过去，如同过去的重现，我们试着在其中获得旧时的安全感。这样一来，心灵就僵化了。这种积蓄把心灵拉回到一个停滞的地方，一个停滞在过去、已经消逝的事物上。

每当内在之旅停下来无法继续的时候，心灵就会被某些东西锁住，陷入恐惧的泥淖里；我们害怕这个伟大心灵的无常变化，因为它任何时刻都有可能改变方向。

那该怎么办呢？我们只有臣服，让伟大的心灵带着我们到它想去的地方，除此之外还能怎么办？

这要怎么做？凝聚，一种特别的凝聚。我们顺着它的运作凝聚下来，就只是顺着那股运作，完全随顺。

我们在凝聚里变得轻盈，像伟大心灵的风一般轻盈。我们在凝聚里，从过去无常的一切中释放，不管是微风还是暴风，它们都会带着我们更向前——没有积蓄，却总是新的。

它吹向哪里？它把我们吹向一种"观照"，一种飘扬的"观照"。我们凝聚着，和伟大的心灵一同飘扬；我们在其中失去自我，纯粹地与伟大的心灵一起处在运作里。

于是我们解脱了吗？从某种程度上来说，是的。我们从桎梏中解脱，我们从过去中解脱，我们从需要积蓄的事物中解脱。

但我们也同时在此，全然处在当下，处在崭新之中。因为一切伟大创造力量都是新的，没有积蓄。因为是新的，永远都是新的，所以充满创造性。

思想

存在就是"思想",纯然的存在就是纯然的思想。或者说,存在是一种"被设想好"的存在吗? 它是否早已被集体设想好? 存在会不会是"集体思想",纯然的"集体思想"? 思考什么? 思考存在。只有存在会被思考,纯然地被设想好。

在内在的旅途中,这是怎么一回事呢? 我们把自己交付给这份思想,这份"被设想好"的存在,然后一起思考。这不是出于自愿,我们会一起思考是因为我们已经"被设想好"了。

日常生活呢? 我们也在生活里一起思想。怎么做? 用爱来思想吗? 爱也被设想好了,被灵性地设想好了。

伟大的心灵呢? 难道伟大的心灵会有别于思想?

那"凝聚"又是什么? 凝聚是通往这份思想、这份存在的道路。它通往一种纯然的联系,被设想好的联系,如同纯然的思想,连绵存在的思想。

这是一种不具有内容的思想。纯然的思想、全然的思想以及纯然的存在,这些都更大于它的内容。

同样的还有灵性的"观照"。观照也如同思想,如同被集体设想好的存在,它就是存在,它就是思想。所以,观照也没有任何的内容,它只是对准好方向,成为一个不动摇的指向,没有多余的杂质。它是无为的,它是通往思想的道路。

我现在在想什么吗? 我在为自己设想吗? 要是这样,我又怎么能凝聚呢?

"思想"就是放下自我设想的事物，涤除一切的自我设想。而它会和伟大的思想一同思考。思考什么？什么也没有。它们一同思考，是因为它们一起在当下，纯然地在当下。

这份思想很空洞吗？这份思想纯然洁净，纯然地在一切万物里，在万物里纯然存在。在哪里？它会在哪里？它在每一个地方都纯然地存在。

这里所说的关于思想的描述，我们能不能用思考来理解？不能。我们只能以存在来理解。怎么做？首先，我们要先成为思想。

它

当我观看一个人的时候，是谁或者是什么东西在看着他？是"它"，一个比我更伟大的东西在观看他，某个凝聚在我之中的东西在观看他。那个"它"会不会甚至也在那个人里面？"它"在我之中观看他，"它"也和我一起观看他。

当那个比我更大的"它"，在我里面观看另一个人的时候，我会怎么样？而当某个凝聚于我内在里的东西观看着那个人的时候，他又会怎么样？

如果在那个人里面，某个比他更伟大的东西也在同时观看着我，我们是否会因此而更靠近彼此，更受敬重地靠近彼此？我们是否会更融入彼此，更安然地接近彼此，更自由地接近彼此？

在我之中观看着那个人的，并且又在那个人之中观看着我的，到底是什么？也许"它"存在于那个人与我之间，观看着它自己的东西。"它"如何观看自己？带着关注，与自身保持一致和谐，全然地和自己在一起。

在内在的旅途中，当"观照"抓住我们的时候也是如此。谁在这个"观照"中观看？是"它"。它观看着什么？它看着"它"，"它"看着它的"它"。

奉献

一方面，我在奉献中走出自我，放下部分的自我。另一方面，我走向另一处，把自己交付给它。于是，我不再属于自己，而是归属于那个我所交付的对象。

我会在奉献中失去自己，还是我会在奉献中再度找到自己，只不过是用另一种新的、充实的方式？——这就是内在之旅所指的奉献：放下，同时获得。

问题是从何处开始奉献？从我们开始，从自己开始，还是首先从我们自身之外？我们的奉献是不是只出于某种回应？譬如为工作付出，醉心于游戏、兴趣、某种特殊的音乐。当然啦，也或者是为我们所爱的人奉献，譬如，我们做孩子的会为父母奉献，做丈夫或者妻子的会为爱人付出，做父母的会为子女付出。

在内在的旅途中，这会是怎么一回事？奉献通常是从我们自身开始的，譬如，我们特别挪出时间，把自己退回到一个宁静的状态。这么做当然需要花费心力，而这样做就算是奉献了吗？

当一股力量向我们涌来，并且把我们拉向它而凝聚时，奉献才真的开始。在那个当下，我们放下，把自己交付出去。从那一时刻起，我们在内在的旅途中把自己献给伟大心灵的力量，交由它掌控。

奇特的是，我们会在奉献中与自己深深同在。这种奉献就不需要花费心力。在那之中，我们既在自身之外，也与自身同在；我们忘了自我，却又全然存在。我们在彼岸，同时也在运作。

我们如何才能从内在之旅中体验到奉献的极致？观照。在凝聚下来的观照里，观望着那个引导我们的伟大力量，尽管对我们来说，那是永远无法掌握的奥秘。这种观照就是纯粹无为的奉献。它是永续不断的奉献，一种纯然的存在。

单独

我们独自走在内在的旅途中，路上也许会有人提携，我们可以和其他人相伴而行，尽管如此，我们仍然是单独地走在旅途中。尤其到最后，我们都会接受灵魂的指引，用自己独特的方式继续我们的旅程。

即使是一群人在团体中一起修行，一旦他们走上内在之旅，也要独自进行自己的旅程。团体可以通过静默——有时也许是与静默一同行走，来创造一个宁静的空间，让个别在其中感受到保护和提携，但这只是在初步的阶段。一旦伟大的心灵开始引导，他们就各自与伟大的心灵达成和谐一致，单独地处在里面，并又和众人联结在一起。当然，他们也同时会联结到每一个独自进入伟大的心灵运作、被伟大的心灵照护的人。

所以，内在之旅没有团体里的那种激昂，或者是某些宗教团体里的那种热烈。在内在的旅途中，我们凝聚下来，单独与自己同在。

那就是我们内在之旅所发现的"观照"，单独且凝聚的"观照"。这种"观照"指向伟大的创造力量，仿佛它就是一个个体，一个单独的对象，如同你之于我。因为这样，它对每个独立的个体来说显得无限遥远、无尽浩瀚。

这么一来，我们的内在之旅就不会被外在干扰，不会被外在引诱。我们明白自己是如何单独地走在内在的旅途中的，而且必须这样保持下去。旅途中，我们只有单独的一个人。

世界

道使这个世界保持着创造性的运作，如同它所期望的那般。在内在的旅途中，我们与道的运作同行，直到与它和谐一致，直到与它以及这个世界相遇。到那个时候，我们会如何，这个世界又会发生什么事？

我们会在一致里运作：我们与这个世界和谐一致，世界也与我们和谐一致，我们与这个世界以及道的运作和谐一致。我们和道一同呼吸。

那就是内在之旅真正的运作：我们和道一同呼吸，在与万物的和谐里，在与众人的和谐里，在与世界以及——如果允许我们这么说的话——与上帝的和谐里。

那么，我们就不再有别于世界。我们常常抱着这种态度，以为我们在这里，而世界在那里。有时我们以为世界在对抗我们，以为世界在对抗上帝。那是一种很奇怪的想象。

在内在的旅途中，当我们和世界一起走向和谐时，我们就如实地与世界一致。而当我们和道的运作一起走向和谐，并通过这种方式与伟大的创造力一同前进时，我们也就和世界达成一致，也能如实地关注这个世界。

当"观照"紧握住我们时，我们在观看什么？我们的"观照"望向什么呢？是望向奥秘的神性，还是世界的秘密，又或许两者都是？

是

"是"就好比奉献。我们的关注在"是"之中凝聚起来。对一件事或一个人说"是",就能使一切都呈现它如实的样子——无论过去发生了什么事。因此,"是"开启了一扇大门,欢迎新的事物显现出来。

"是"能净化我们的心、我们的灵和我们的感觉,"是"就是开始去认识每一个新的事物。因为如果我们对一个事物说"是",它就会迎向我们,为我们敞开并呈现,它也将对我们说"是"。

在内在的旅途中,我们从这个"是"走向下一个"是",就如同我们在旅途中从一个片刻走向下一个片刻。因为"是"就是如实地肯定现在,如实地肯定他人,如实地肯定道的运作。当然,它也在每个内在之旅所到的地方,如实地肯定自己。

在内在的旅途中,我们所达成的"观照"也就是永恒的"是",一个安静凝聚的"是"——如同奉献。它对近和远说"是",它对事物的样貌与呈现的方式说"是",它也毫不迟疑地对奥秘说"是"。

我们借助"是"从内在之旅如是地回到人群里。我们如是地回到自身的处境,回到自己的课题,并放下那些人们老是以为"适当"的、"必要"的事物。"是"也就是肯定了爱,对爱说是。

神性

"错"让我们对下一刻敞开，让我们从一个"错"走向下一个"错"，更让我们对自己和他人保持谦卑和宽容。也只有如此，我们才能更接近那启发我们的神性。

成就

有些人抱持着一种想法，认为内在之旅是为了自我成长，为了成就内在的进步、自我的觉悟、自身灵性的圆满。这么一来就很容易带出一种想象——有时是很秘密的，以为他们受到神特别的召唤，甚至被拣选出来和它特别亲近。

这种想象只会让人难以怀抱敬畏的心与神联结，而神其实和一切万物都保持着同样的距离。我认为只有对神抱持着敬畏才是恰当的。神把一切万物都平等地带入运作之中，并持续运行。也就是说，这股力量最终将会成就众人和万物，并将其运作成为一个整体。

如果我们从内在之旅中获得某个启示或者某种力量，那是属于我们个人的吗？或者，它是一份为了成就整体而得来的礼物吗？那必定是为了整体的成就，也必定要在整体里面实现。

在内在的旅途中，我们的凝聚也是为了一种成就，是为成就而做的准备。我们时时刻刻都准备好，当这份成就实现时，我们就从中退出。

然后我们的凝聚会变得如何？它将会更深刻。这当然不是为了我们自己，而是为了和众人一起凝聚下来，我们共处于一个更伟大的事物面前——当下。

怀疑

心有疑虑的人常会很气馁，因为他们在等待，甚至等得很着急，可是他们等待的事物却迟迟不来。他们在怀疑什么？怀疑自己是否真的受到一个正向的力量引导，还是怀疑自己是否和那股力量联结，仍然和它和谐一致？

在内在的旅途中，当我们有这种怀疑的时候，该怎么办？我们保持在那个当下，把目光从未来挪开，同时回想那股力量曾经是如何引导我们的。于是我们的注意力从怀疑中退回，转向直观，进入平静、凝聚与信任。

怀疑有时会把我们带进黑夜。也许那会持续好长一段时间，但我们仍然要让自己保持在当下。

我们有时也会怀疑别人，怀疑他们是否真的受到正向力量的引导。我们该怎么办？我们观照他们内在的正向力量，并且相信他们。疑虑只会排斥这股力量，所以我们只能毫不怀疑地等待这股力量在关键时刻介入，并为我们和他人进行引导。

有时候，即使我们准备好并且足以面对这股终极力量的试验与磨炼时，我们还是会怀疑自己，甚至是躲避这股力量，去寻求平静、调剂或者娱乐消遣。因为我们觉得，老是和这股力量在一起，我们会失去所有的自由空间。可是逃离一段时间之后，我们也会受不了，因为我们无法完全脱离这股力量。

那么，当我们最终放下怀疑，全然与这股力量同行时，最后会怎样？

如果我们认同这股力量，并把自己完全地交付给它，它又会把我们带往哪里？它会把我们带往一个超越我们力所能及的成就。

在内在的旅途中，我们为这个成就而凝聚自我。在怀疑里，我们踟蹰畏惧。但是在凝聚里——尽管那是一种内在的体验，我们却能随顺它的旨意，向外与一股力量和谐并行。它要什么？它要成就，它的成就。

然后呢？然后，我们在成就里毫不怀疑地临在——全然在当下。

使命

　　内在之旅的使命是一种荣耀与恩赐，它以一种深刻的方式与道的运作联结。反过来，我们要问问自己：要是这趟旅程少了这样的使命会如何？

　　我们如何体验这个使命？首先，它展现了对下一步的洞见，这份洞见会带动事物运行，也就是和道的运作一致。这份洞见就好比是一份珍贵的礼物。

　　这个使命又像是一种信心，让我们相信这份洞见能恰到好处地带出行动。我们在这种喜悦的信念里感到力量与勇气，然后随着洞见转化出目标明确的行动。

　　有时，这个使命也令我们恐惧。恐惧什么？我们害怕自己失去某个重要团体的认同与支持，因为这份使命有时会让人寂寞。我们必须克服它所带来的敌意，因为这种会造成恐惧的使命，却也是带动关键运作的使命。

　　我们常常抗拒这样的使命，推托、逃避或者请求它不要来打扰我们。只是这个代价太高了，我们其实撑不了多久。因为抗拒它反而会让我们觉得自己被道的力量遗弃了，这样的感觉令我们十分难受，真还不如心甘情愿地随顺它。

　　这种恐惧不会白费，只要我们能克服它，便能得到净化而超越恐惧向前，也就会有更充分的准备去接受使命。恐惧之后，我们会更谨慎、细心地实现这份使命，并总是保持在和谐一致里，丝毫没有一刻的犹豫。

　　有什么可以帮助我们？让自己焕然一新地踏上"内在之旅"，并在其中验证我们的洞见与使命，这会帮助我们更加沉着地去成就这份使命。

这是什么使命？它到底是为了什么？它是为了成就新的认知，以对抗旧的认知；它是为了成就更广大开阔的爱，以对抗封闭自私的爱。它是为了造就成长与幸福，造就一份与人分享的幸福，一份同时让我们与众人都受益的幸福。

踩刹车

向前狂奔会让人耗尽精力，而"踩刹车"却可以让人凝聚力量。内在之旅也是这样。尽管踩了刹车，我们却还是会向前行进，力量也可以完全保存。那不同于静止的状态，因为静止是有什么东西停了下来。

当我们能体会"踩刹车"时，我们就得以凝聚下来，接着也会更充满力量地继续前进。也许慢了一点，但是却带着另一股更伟大的力量。

是谁让我们暂停下来？是道的力量。尤其是当我们埋头向前冲，却偏离适当的目标时，道的运作踩了刹车，让我们回到觉知与洞见。我们再度与这股运作和谐一致，不再匆匆忙忙地赶在前头，而只是跟随它的脚步。

事实上，万物早已通过它们的存在安住于我们的周遭，以帮助我们或者教我们放慢脚步。我们需要如此，让存在的一切帮我们踩刹车，让我们在失去视线、不愿觉知的时候可以重新苏醒。

踩住刹车，我们也会在爱之中更亲近他人，以及最终更亲近神。

停住

有时候，我们会突然被打住。"停下来，到此为止，别再继续了！"这是在生活中以及内在的旅途中都会出现的状况。

在我们眼里，那些牵制我们的事物无比强大，我们完全被掏空了——有时或许是重病，也或许是某个重大事件，譬如一场意外。那往往是一股力量向我们袭来，在内在把我们揪住，然后再用巨大的能量把我们的身心灵搅乱，以显示自己是这里的老大。我们的意志与能力在这里被打住，停了下来，然后我们产生另一种感觉：渐渐知道自己似乎走到了极限，慢慢地，然后静止。

那还能怎么办？有错吗？我们就只像是过客，停留一会儿，然后离去。此外还有什么重要的？我们只是跟随某个脚步，却不完全涉入。有过这种经验以后，我们就会明白："少"也许就够了。

内在之旅有时也是如此。停住也代表了另一种"凝聚"。这份凝聚仿佛自然而生，没有其他多余的东西。除了等待，我们还能怎么办？

虽然说我们不得已在某个巨大的存在面前停下来，但是当这种凝聚的等待同时又带着"观照"时，难道不也是一种尊敬？觉醒，凝聚，无为。尽管完全被牵制住却仍然临在，全然地在当下，还有什么能够超越它？这难道不就是尽头，不就是完满吗？

核心

什么样的"核心"是我们内在之旅的目标？哪一个核心会吸引我们前去，进入它的中心点？是我们的核心吗？是一个我们可以在那里平等关注一切的爱的核心吗？或者，难道我们的核心只是像一面帘子，垂挂在另一个截然不同的核心之前——那个神的核心？

于是，被这个核心吸引的事物，并不会在我们之中凝聚下来，它只是穿过我们到达另一个核心，并且带着我们一起去。我们与它一起潜入这个深渊，到达最终的核心。

我们终究必须独自走向这股力量。没有什么东西，也没有什么人会紧盯着我们，因为他们看重我们，认为我们可以帮助他们成就。就像我们一样，他们更把期望放在某个彼岸力量，一股比我们更深且无穷深远的力量。而也像我们一样，他们会被这股引力紧紧抓住，然后顺着它的意志，被拉向一切凝聚的深处，最终的尽头。

全然

"全然"就是平静，"全然"就是凝聚，"全然"就是处在当下，在当下平静地凝聚。因为在凝聚里汇集了一切，没有冲突与对立，所以我们凝聚下来，我们就是全然的。在这份凝聚里一切都平等存在，也因而宁静。我们在凝聚之中全然与自身同在，其他的一切也都与我们同在。所以我们在这份凝聚里既"单独"又"合一"，与其他的所有一体同在。

我们处在这样的全然凝聚里，会不会就忽略其他的人或者事物，譬如我们的需求、我们的人际关系、生命的满足感？正好相反。我们在凝聚里会全然和我们的需求同在。我们全然与他人同在，尤其是和我们亲近的人、我们需要的人，以及那些需要我们的人。这样一来，我们便处在爱里，并能够去爱。

我们也在这份凝聚里全然如实地与世界同在——它的璀璨与美丽，它的挑战与威胁，还有它的险恶。当然，对于这个世界我们再也不同于过去，而是我们变得"全然"。对待每个个体就是对待整个全体，所以我们凝聚下来和每个人以及一切万物相处，与每个人以及一切万物同在。

于是我们的爱也变得全然。我们的勇气，我们的冒险，我们的行动，我们的喜悦、痛苦、幸与不幸，也都全然。因为全然，所以我们能够与其他的一切凝聚同在，也让其他的一切来共同分担，也就有了无限的宁静。

这种宁静且凝聚的全然会不会就此僵化呢？正好相反。它会不断地运作，而且永不结束。因为"全然"对下一个片刻敞开，欢迎每一个崭新的事物。于是它在每一个片刻里不断变化、不断充实、不断凝聚，丰盈地存在着。

如果我们全然，我们也就是其他的一切。一个全然的男人就是一个全然的女人，一个全然的女人也就是一个全然的男人。他们全然地在他们的孩子里面，他们的孩子也会全然地在他们里面。我们全然如实地与过去同在，也全然地和未来相处。

幸福会全然同不幸，喜悦会全然同痛苦，而诞生会全然同死亡。同样地，战争也会全然同和平，和平也全然同战争。因为全然就是一切，一切就是与万物全然。

我们的路通往哪里？通往最终的"全然"，全然在一切里。只有在那里，我们才有全然的凝聚与宁静。

神圣

在许多宗教里，内在之旅就好比是一种祈祷，一种真实的祈祷。我们从内在之旅里凝聚下来，走向一个超乎理解的境界，直到我们能够面对它而驻足在祈祷之中。

有时，内在之旅还会带领我们继续。这趟旅程越过界限，或者更确切地说，我们在旅途中受到某个引力掌控，而被牵引到另一个神圣的空间。在这个神圣空间里，愿望止息了，一切都纯净、宽广而无尽，如同无尽的爱。所有的区别，包括各种不同信仰的意象、希望与恐惧，它们之间的差异也都消融了。一切都突然美好起来，在无尽之中有着无穷的秩序。

那是一个体验神圣的空间。在那里，某个东西会把我们从过往的忧虑中抽离，把我们带离那些从前看似重要的事物。我们神圣般地从那里回来，充满感动。之后我们所遇见的一切，也将会被带进那个空间，在那里找到它们的位置，很多时候，还包括它们的终点。

至于这种经验会不会融入我们的宗教，或者融入其他的信仰，那一点都不重要。基本上这是一种个人的体验，独一无二地超然存在于所有个人的宗教之外。

不是每趟内在之旅都可以把我们带到这么远。但是，知道内在之旅可以有这种深度，就会让我们在旅途中更有毅力。当然，我们不抱任何企图。如果我们会被领进这个神圣空间，那也与我们的价值或者努力无关——那是一种恩典。然而，这种机会现在就已经如同曙光一般地闪耀着。仅仅是机会就足以让我们怦然心动，并为那终极的体验做好准备。

人性

人性就是我们对神性最深刻的体验。除了在人性里——尤其是在男人和女人完整如实的人性里，还有什么地方可以让神性如此全面地彰显？

在内在的旅途中，我们穿越人性而接触到神性——在对人性的爱和对人性的尊重里，尤其是在对我们内在的人性里。于是，内在之旅带领我们在人性里走向神——在我们以及其他众人的人性里。这趟旅程带领我们在人性里超越，到达一个只能通过人性来体验的奥秘，这个奥秘在人性里彰显。

因此，内在之旅就是走入人性的旅程，走向所有人性凝聚的核心，并联结到一个完全超越人性的境界，因为那里是人性的起源、人性的基础，也是人性的目标和终点。只有在那里，我们的人性才会全然而充实。

在内在的旅途中，当我们迈向"观照"凝聚下来的时候，我们到底在观照什么？我们在观照人性。而神性既隐藏在里面，又彰显在其中。

这份"观照"会带我们到哪里？它会带我们走向内在的神性。只有内在，不然我们还能在哪里与它相遇？

人性在我们的核心，神性也在我们的核心，同样的道路通往同样的核心——在我们之中，也在每个人之中。

其他

在内在的旅途中，当我们处在凝聚里的时候，仍然有其他的灵魂做伴，他们也是在旅途中的灵魂。

我们有时会听见他们，他们也会与我们接触。有时他们则是紧跟着我们，好像有什么需求，仿佛我们可以不断给他们提供路途上的协助。

这是一种试验或者磨炼。这些灵魂有可能以一种特别的方式和我们联结，也许是现在，也许是过去，甚至可能是在更早以前的生命。我们有办法从中退出吗？我们可以就这么假装他们在别的地方，而不在我们身边吗？我们和他们之间会不会是相互混淆的状态？

在内在的旅途中，我们可以为他们做什么？我们为他们"请求"，对着那股引导我们内在之旅，也引导他们内在之旅的力量请求。我们请求并带着这些灵魂在我们的旅途上共同走一程，直到有一天他们与我们分开，独自被这股力量引导，继续走上他们的内在之旅。走向哪里？走向我们都要去的地方——圆满的"观照"。

恐惧

恐惧的时候，我们就会从内心里退出来，尤其是从伟大心灵的领域退出来，因为我们感受到了威胁，觉得自己不再成长。因为我们对这些知之甚少，难以明白表象之后所隐藏的奥秘，也不了解有哪些超越人类的力量在运作，或者（也许）是在胡闹。于是，当它们突然显现出来的时候就吓坏了我们，譬如死亡。

也总是在恐惧的时候，我们会试着以各种方式恳求这些力量，请它们帮助我们或者带我们走，进入它们的领域中。

它们的领域也就是我们将来的领域。因为它们会到来，所以它们现在就已经是我们的领域。此刻的我们已经把自己迎向它们，迎向我们在那些领域里可能会发生的事。于是恐惧弱了下来，因为我们身在此处，也在彼处，而彼处的事物也已经在此发生。

在内在的旅途中，我们朝着两方面凝聚下来——"此"与"彼"。通过"此"与"彼"，我们照见整体，然而两者内在皆空。我们的目光穿过两者，超越"此"与"彼"而临在于另一个彼岸，毫无恐惧地临在。

这一切只会发生在"观照"之中，当我们受到另一股力量掌控而被牵引而去的时候。只有在这里我们才是安详的；只有在这里，即使我们因恐惧而颤抖，却仍然平等地关注一切并与之同在。

当我们从这种"观照"回到日常生活里时，我们将完全适应在其中。因为我们仍然在这里，生活在这里，也爱在这里——带着觉知。

而那些我们可能仍然畏惧的力量呢？我们去爱它们。当然不是直接去面对，而是把自己保留在与它们相抗衡的力量里，直到那些我们恐惧的力量愿意带着爱而来。

我知道这里所讲的东西十分大胆而冒险。但任何人要是在内在旅程之中或者之外经历过这种恐惧，他就能够以不同的方式去面对它们，可以毫无恐惧地与它们相遇。

将来

"将来"之所以会来，是因为它已经在这里。它预示了它的到来，于是我们得以感应将来。"无风不起浪"这句谚语就蕴藏了这个深刻的含意。"将来"早就在走向我们的路上，一切的将来都已经上路了。

那我们该如何与它相遇？我们准备好与它相会了吗？我们是不是也会害怕而想要延缓它的到来？只不过将来还是会来，它总是不疾不徐地向我们走来。

将来到底会有什么要来？将要来的是一个万物期待已久的"真实"，那就是神性会在将来造访我们。所以，对于将来我们有什么好怕的？我们害怕的是未来即将到来的神。

之所以会害怕即将到来的神，是因为我们深深地预知，神性其实不同于我们的想象——完全不同。要是我们信任神性的话，就不需要害怕将来，相反地，我们会期待它，如同期待那即将到来的神。

现在，我们观照着将来。那么，将来、一切的将来，也就在我们的凝聚里面。只有将来才能为我们的凝聚和观照带来深度与充实。

当我们从内在之旅归来时，究竟发生了什么？因为将来已经在我们之中，于是我们在将来面前所做的一切也都不同了。我们会用不同的方式，在将来的面前爱着我们所爱的；也会用不同的方式，在将来的面前失去我们所失去的。

而我们的收获与付出呢？我们把它献给将来，而就在当下，我们自由了。

严厉

　　一开始我们通常无忧无虑地踏上内在之旅，心想着走走看嘛！就像郊游远足那样。起初我们并不知道，这趟旅程不断往前走，之后会有什么在等着我们。并不是内在之旅本身有什么困难的地方，它带给我们的通常是一种舒服的凝聚和宁静。事实上，当我们从内在之旅归来，尝试继续过着以往的生活时，那才是困难的开始。

　　曾经在旅途中，神性般的力量牵引着我们，我们所经历过的和谐一致以及我们从内在之旅所得到的领悟，都陪伴着我们。如果我们以为过了内在之旅还可以像从前那样做事，譬如怀疑别人而把别人排斥在内心之外，那么这些领悟和力量就会来管教我们，严厉教训我们一番，那强度甚至连我们的身体都可以感受到。

　　这股力量不只是掌控了我们，也同时掌控了一切。在经历了这些领悟与深刻的和谐之后，我们不能再随心所欲，不能再毫不受影响地偏离它们。一旦我们产生偏差行为的时候，就可以感受到这股力量。不论是私密的感觉、愿望或者隐秘的想法，即使只是默默地进行，我们也会被带去管教，严厉教训一番。

　　但这是爱的教训，一点都不能逃避。要是我们偏离了这份爱——有时并不是故意，只是我们的专注力松懈了——之后，我们将会感到非常痛苦。这有什么作用？这会净化我们的爱。爱将变得"纯净"，这里指的是字面上的意义，也就是爱明确地指向一个目标，丝毫不差。

这个目标就是我们，但又难以言喻。这个目标就是内在之旅最终的奥秘，我们在它的面前惊叹地回到平静，凝聚在单纯的"观照"之中。

而这里也有一股严厉的力量。当我们急切不安时，它抓着我们不放，直到我们臣服在这一切里，直到时光无尽地处在"观照"之中。

当我们回归到日常生活里时，也完全是这样。这股力量把我们固守在爱里：对所有人的爱，对每一个灵性的爱，如同我们从内在之旅感受到的那份爱的礼物。而现在我们也在这股力量的和谐里，纯净地让这份爱继续流向他人和一切。

这份爱是严厉的，因为它全然纯净——也唯有如此，它才能涵盖一切。

错误

　　没有错误一切都无法进行，内在之旅也是一样。我们有没有犯错，这可以从结果所产生的影响看出来。最先会看到什么？一种疏离——没有前进，取而代之的是偏移与倒退。我们为无法从这种疏离里面凝聚而感到不安。这不是远离错误，相反地，与错误共存才会让我们凝聚。

　　我们可以通过内在的感觉知道自己是否犯了错，但我们常常不知道自己错在哪里，尤其当内心仍然不安的时候。所以，我们首先要在旅途上守住自己的内在：不要往前，不要往后，也不要左右摇摆。我们等待着，直到自己再度凝聚下来。

　　我们在凝聚里检视脚下的路该往哪个方向继续。只有当我们的目光凝聚在那个方向时，方向才会确定。可是我们这时却又常常无法凝聚下来。那表示，我们仍然少了什么东西，少了某个仍然隐藏的东西，也许它的时候未到。那我们就要定下来继续等，仍然不要妄动。

　　错误会在一段时间之后显现，我们会知道该如何与它继续接下来的内在之旅。然后我们会发现，错误有多么宝贵。没有错误，我们就不会从中得到经验；没有错误，我们和他人就无法从中达成更深沉的凝聚；没有错误，我们就无法像现在这样体会内在之旅。没有错误，我们只会继续狭隘；没有错误，我们只会继续贫乏。没有错误，我们就无法去爱犯错的人；没有错误，我们也无法去爱其他的人——也无法爱神。

错

一件事错了吗？谁可以认定什么是错的？如此认定的人真正知道什么是对的吗？或者过了一段时间之后，所谓对的可能变成错的吗？

当我们说某事是错的，我们是在表示什么意思？是否存在没有错的事呢？如果我们以为一个东西可以被赋予某种正确，这种想法就是对的吗？运作中的一切事物都是因为有不足才会不断运行，所以，这些事物需要另一种作为、另一种看待的眼光，它们需要得到充实。从这个意义上来看，所谓的"错"也只不过就是未完成的——既然它们未完成，我们又如何能认定它们是错的？也正是因为它们尚未完成，才能带动另一股力量来成就它们。

"对"也可以带动我们，只因它是部分对的，而不是完全正确。那到底是"对"能带动我们，还是"错"能带动我们？相对于"错"，我们反而很少能从"对"那里获得继续向前的深刻体验。

我们的神性体验也是如此吗？内在之旅也是如此吗？只有"错"可以被改善并且带动我们。

这股运作如何带动我们，如何真正地带动我们？经过一段时间之后，我们感到不足，"错"就能来带动我们。只有当我们看到"错"时，"错"才能够净化我们；只有当"错"呈现出来时，我们才能够放下而从中获得净化。"错"让我们对下一刻敞开，让我们从一个"错"走向下一个"错"，更让我们对自己和他人保持谦卑和宽容。也只有如此，我们才能更接近那启发我们的神性。从何接近？当然还是"错"——但是充满信心。

赠与

　　赠送礼物就是把礼物交付出去。如果我把自己赠送出去，就是把自己交付出去。给谁？这样的礼物我们只能送给神，我们也只能把自己送给神。

　　神会接受我们的赠与吗？这会为它带来什么？我们想送的东西，它不是早就有了吗？当我们把自己或者一个东西赠送出去的时候，我们将以一种全面而深刻的方式接收自己。我们怎么接收自己？从那些属于我们的东西里吗？还是接收某个并非真正属于我们的东西，而我们只是顺手把它拿来当成自己的？

　　通过这样的赠与，我们把事物带入秩序。顺着这股秩序，我们放下那些无法长久执着的事物。

　　说得更仔细一点，譬如我们把自己的父母交付给那股超越我们的力量，我们可以称这股力量为神，因为我们再也找不到更好的方法来理解这种真实的力量。我们也把心爱的伴侣赠送给这股力量，还有我们的孩子、我们的过去——不只是这一世的生命，也许还有更久远的生命。我们也把自己的未来以及未来所带来的都赠送给这股力量。我们把自己赠送了出去。我们会因此而变少，还是会变多？那些阻碍我们纯净与充实的事物会逐一被净化。只有通过这种的方式，我们才能全然地把自己交付出去，让自己被带往生命的终极。

　　通过赠与，当下我们的内在之旅就已经到达目的地。我们到达，在那里停留，尽管日常的生活不断继续，但内在里我们仍然在那里——在凝聚的"观照"之中。

欢迎

谁受欢迎？谁可以受到欢迎？我可以迎接谁，迎接什么事、什么人？如果我欢迎一个人，对他有什么影响？我的欢迎有什么价值？当我欢迎一个人的时候会面对什么？

只有在一个能守候我们，能真正守候住我们的地方，我们才能受到欢迎。一个人是否有可能明白自己终会到达目的地，而带着这样的觉知守候另一个人？当有人希望我们迎接他的时候，我们是否最好马上闪到一边，好让他的目光投向真正欢迎他的地方？

只有在我们生命的源头，我们才能受到欢迎，真正受到欢迎。只有在那里，一切才会回到它的目的与尽头。

当有人（譬如家族中已经死去的人）到我这里来寻求迎接的时候，我该怎么办？我请求生命源头许诺他，满足他对欢迎的渴望。我请求，但是没有半点傲慢，就像是一个走在前往源头的路上而期待最终迎接的人。

在内在的旅途中，我们等候这份最终的欢迎。我们朝向这份欢迎，并请求一股善良的力量把我们带向那个目标。我们也明白，在前进的路上我们也和其他人一起同行。或许我们要等一下，直到他们也跟我们一样把目光投向源头，被伟大心灵的力量紧握住，然后迎向源头再度呼吸，怀抱着希望与爱。

回家

当我们内心渴望回家时，我们的思念会飘向哪里？会飘向那个我们来的地方。

首先，我们想要回到母亲的怀抱，我们来自她。但是在那之后还有一份更深的思念，渴望回到所有生命与一切存在的起源。这种思念是一股回到源头的引力，那里才真正是我们来的地方。

于是，其他的归途都无法满足我们。它们总少了些什么，少了最终的深刻，最终的平静，以及真正最终的抵达。

在内在的旅途中，我们会深深体验到这个源头。我们被拉向深处，凝聚下来，直到体验终极——直到回家。

我们带着这份体验回到日常生活之中，这股引力会在我们所做的每一件事情里紧紧握住我们。有时它也如同一股对死亡的思念，甚至是对死亡无可抗拒的吸引。

这有时也是内在之旅的感受，它带我们走向离开世界的归途。我们会不会因此而迷惑？表象会取代源头吗？

前往源头的路途上，我们带着关注和肯定向前迈进。我们丰盈不空虚，却单独一个人。

源头在哪里？它远吗？它是否已经涵盖我们？我们是在死亡之后才回归源头，还是在有生之年的现在？

两者都是。在内在的旅途中，我们既在"彼"也在"此"。因为源头就是生命。它在"此"是生命，全然的生命，永恒的生命。可是在"彼"呢，它是什么？

门槛

我们在彼岸走到思想与体验的尽头了吗？也许那才是开始呢。

一扇门分隔两个空间，而门槛则介于其间。如果要从一个空间进到另一个空间，我们必须走过敞开的门，并同时跨越那道门槛。有时门槛很高，我们必须从这头抬起一只脚，然后抬起另一只脚，才能跨过去踩在另一头。

跨越门槛需要费一番工夫，我们必须真的舍弃某些东西，好让自己进到门槛的另一头。

尤其是在心灵的领域中，我们会在认知的道路上体验这道门槛。在那里，过去的事物都被超越了，它们不再足够、不再适用于新的体验与新的领悟。在内在的旅途中，我们也会遇到这些门槛，有时想要过去却过不去，因为陈旧的念头拉着我们不放。

另一个问题就是：我们在门槛的这一头会感受到许多联结，也许可以说是一种安逸，而在门槛的另一头几乎没有人在等我们，接下来我们会独自一个人面对新的领悟和认知。另外，我们也必须通过自己的经验来单独试验或磨炼这些领悟。

什么是我们必须跨越的高栏？什么是最高的门槛？那是我们对善恶以及公平与不义的想象。只要这些想象左右我们的思维与行为，即使是在内在的旅途上，伟大心灵的力量也无法深刻包围我们的心灵。因为这股力量平等地关注众人，也平等地作用在众人身上。

我们对于神的想法与意象也是这样，对我们来说，那就是最高的门槛，它带来最深的恐惧。在内在的旅途中，我们最有可能被挡在这道门槛之外。

我们要如何跨越这道门槛？对众人平等的爱。

〈第一篇〉 道路

通道

我们的生活里有条心灵的通道，通往一个等待我们的地方。只有道的运作可以带我们越过这道门槛，从"未完成"走向"圆满"。

许多已逝者仍然未完成，像我们一样不圆满。如果我们现在就做好圆满的准备，死亡会不会就突然降临？已逝者到底需要什么，我们又需要什么才能达到"究竟圆满"？我们需要道的力量，让它带我们从未完成的地方跨越门槛，达到圆满。

在内在的旅途中，这样的通道会主动送上门来。在凝聚里，在与道同行的过程中，我们总是一再地获得这样的通道——远离未完成的事物，并把这些事物带进运作里。于是，那些过去未完成的，也就变得圆满了。

那些未完成的已逝者也能获得这样的通道吗？他们会和我们一起从内在之旅中得到这条通道吗？当然不是通过我们，我们自己仍然不够圆满，但我们可以借着其他的方式：当被道的力量围绕时，我们也可以同时带着已逝者把目光投向道的所在，向它祈请，然后和谐一致地处在道之爱里，为他们也为我们自己祈请。

然后呢，我们还能有所求吗？从"未完成"通往"圆满"的通道将会被送来给他们和我们——纯粹的赠与，没有条件，没有私心。

道之爱总是在爱出现的地方流动。这条通道如何起作用？就在爱的运作里。在那里，我们的爱和道之爱几乎没有分别。

最后只有道之爱在运作吗？会不会因为我们的爱也是道之爱，它就把我们的爱送给未完成的已逝者？

　　最后我们应该怎么办？我们应该与道之爱同行，同时也为了未完成的已逝者与道之爱同行。在道之爱里，我们把圆满的成就交付给道。无论何时，无论怎样，道都将带领他们和我们跨越那道门槛，而道也将会成为我们的通道。

没入

在内在的旅途中，我们有时会被道的力量紧紧抓住，那猛烈的力道让我们感觉自己仿佛会没入另一个时空，就像是要死掉一样。

这里所说的是一个没有冲突的境界，我们甚至连再说一句"是"的余地都没有。在这里，我们放下所有自以为能掌控的，让一切都回归自然。

当这股力量渐渐消失，我们也会有所转变。"观照"就好比是这场风暴的止息。但这份"观照"也是暂时的，就如同是下一场风暴前的宁静。无论如何，在这场风暴里我们只能任由它止息，因为我们也没入其中。

我们仍然存在吗？即使是这样的问题，我们也让自己没入在思考里吧。

在这里，从前的一切都止息了。生与死也一样，两者都在其他地方。

恩典

我们所经历的一切都是恩典。经历的本身就是恩典，经历的过程也是恩典，一切都是礼物。

"活在恩典之中"指的就是：无论我们遭遇了什么，经历了什么，都牢记着恩典。我们把自己化为恩典。

我们在恩典里如实地存在，不管是存在的每一刻，还是我们已经死亡。

恩典就是一切——宁静与风暴，善与恶，短暂与长久，始与终。我们交融在恩典之中。

恩典就是启示，一种纯然的体验。恩典就是丰盛满足，就是一切，没有例外。

我们该如何回应恩典？用感谢，在每一个片刻感谢，并且把感谢活出来。

人

除了当一个人之外，我们还能成为什么？我们能比人更好吗？有所谓更好的人吗？如果我们说某人是个"更好的人"，难道不是在剥夺他吗？这难道不是否决了他跟其他人一样的平等与完整吗？只有当我们明白自己和别人一样好的时候，我们才能真正体会到人性。

就以我们亲近神的经验来说，神性不也是如此吗？就这点而言，神性会不同于人性吗？神性的全然与完整会有别于人性吗？

我们能不能想象自己顺应神性？呼应神性会不会有别于呼应人性，有别于与完全的人性相呼应？

什么会是内在之旅最深刻的体验？是我们体验自己的人性，全然的人性。我们只有体验到自身的人性，才能同样地体验到神性。

神性

我们的时代是避讳谈神的，如果改口说"神性"，我们会觉得比较自在。那股运作在万物背后的力量与我们之间的距离，也因为这种说法而被拉大了。我们只是去感知而不是去指称它，也不会和它建立起像人际关系一样的联结。

人们任意谈论神的方式让我十分诧异，他们甚至毫无限制地和神发展出各种关系，仿佛它是一个人，是家庭里的一分子，所以他们可以理所当然地讲着"我的神""我们的神"。

比起过去的时代，今天的个人接触的人群更多，并和大众有着更深的联结。但我们大家只能把神性当成一个超越了人与世界、平等作用在万物之上的整体来看待。这样一来，我们与这些力量之间任意发展出的关系才会渐渐隐退，我们才能明白自己在这些力量面前的渺小与卑微，也才能更谦逊地谈论神以及个人对神的体验。

因此，我们要避免去讲神的道路。内在之旅也是如此，这趟旅程是一条道路，旅途上也是路途上。这条路通往哪里，会超越我们吗？它通往神或者神性吗？要是我们这么想，会发生什么事？我们和其他人的关系会怎么样？我们的生活与我们的爱又会如何？我们会活得更丰盛还是更匮乏？会爱得更多还是更少？我们会更多充满人性还是更少充满人性？事实上这些想法是被禁止的，但如果我们不断地这么想，我们会更接近神性还是更远离它？要是我们远离了人性，或者更确切地说，疏远某些特定的人，我们又如何能接近神性？

尽管如此，我们仍然会体会到，在生命里以及内在的旅途中我们被引导着。内在之中有股力量向我们涌来，我们感受到它的强大，以及其间充满的挑战与爱。我们能联结上这股力量，还是我们必须等待，直到它和我们取得联系，不论我们自认为够不够资格？

　　这是一种运作的力量，一种带动事物运作的力量。是的，最后它将如同造物主的力量，把一切都带往运作，并维持一切的运作。即使这股力量停歇下来，那也是运作的一部分。

　　问题是，这是只有一股力量，还是有许多股力量？它们会不会彼此冲突？这些力量之间是否有层级，最后是否都取决于并服从于一股唯一的力量？尽管那些力量臣服于另一个更高层次的力量之下，但如果我们仍然敬之如神，是不是我们也可能联结上其中一股力量——或者最好是它来联结我们？要是我们尊敬这种力量就如同面对一股终极的权力，会发生什么事？

　　于是，在这样的思维之下，我们还可以任意地谈论神或者宣称某种神圣经验吗？

　　我们还保有什么？内在之旅还留下什么？谦卑。对于内在之旅，尤其是"观照"之中的体验，我们保持沉默。没有分别，没有说法，我们的领悟于是寂静而辽阔。它是沉默的观照，不问不答；它是纯然的存在，存在于奥秘之前；它是人性的存在，全然的人性，而它也在人性之中止息。

了结

当一件事情了结了,这件事情就是过去了。它把位子空出来让给下一个,直到这件事也了结,再把位子让出来。于是,"了结"就是下一个开始前的最后一步。我们从这个"了结"走向下一个"了结",从一个"崭新"走向下一个"崭新"。

秉持着这种精神,我把对于内在之旅的看法做个总结,但是我知道,这趟旅程可以无止境地延续下去。这些看法如同一扇门,我们必须穿越它,然后才能追随着内在之旅的脚步抵达核心。这时它们必须了结,唯有如此才能以另外的方式继续,无止境地继续下去。因为所有的看法都是在为行动做准备,并且会通过行动瞬间扩展提升。

所以,本书的第一部分到此为止,下一部分则以另一种方式继续。它以实例的方式进行,一个在特定情境下应对而生的内在之旅的实例。我们可以先通过这些实例的帮助来展开旅程,再依着自己独特的方式继续走下去:从"了结"到"了结",从"崭新"到"崭新"。

>>>第二篇

实例……

神诞生在我们之中

内在之旅的开场是一段音乐：《圣瑟希利亚庄严弥撒》之"圣哉颂"，古诺作曲。

这几天我们将在此共度一段美好时光。我们刚才听到的是"圣哉颂"。"圣哉颂"指的是神圣，而神圣意味着距离与分隔。圣地是一个被特别分隔开来的地方，而圣人则是与众不同的人。

我们刚庆祝完圣诞节，而圣诞节所要传达的信息是：神诞生为人。也就是说，神性与人性之间的鸿沟被消除了。再也没有一个节日能像圣诞节这样让我们感动的了，为什么呢？

如果仔细观察，我们不禁要问：神在哪里诞生？只在耶稣身上，还是也在我们每个人身上？我们的诞生也就是神的诞生，除了生命的奇迹之外，神还应该在哪里彰显？

对我们来说，生命的奇迹在哪里发生？在我们的父母身上，当他们因为爱发现彼此的时候；同时也在我们身上，当我们出生的时候。神在人性里被显现出来，虽然我们无法理解，神性却在人性之中彰显。

我们可以把眼睛闭起来反思，想象神在我们之中诞生。想象我们的父母把久远以来的生命交到我们身上——通过生育把我们带到世上。

如果我们严肃地看待这件事，那么我们身上属于生命的一切都将充满神性，都将不断受到一股超越我们理解的力量的引导。

146

我们看着内在的这股力量，看着身体与心灵之中所发生的一切。我们把自己如实地交付给它，如同奉献给神一样——毫无保留地把自己交付出去，如实地交出一切，全然如是。

也许在这样的奉献里，我们会听见天使的歌唱——就像《圣经》里描述耶稣诞生时的情景，"但愿在天上荣耀归于上帝，在地上平安归于主所喜悦的人"。它喜悦众人，包括我们以及其他所有的人。现在，我们再一次感受自己沉浸在奉献里，如同神在我们之中诞生。在生命的奇迹前，我们保持虔诚、谦卑、感谢与喜乐。

我们可以再深入一些。你们之中有孩子的，也可以看着孩子，看着那股把他们带到世上的力量。把你们的爱当作伴侣，把你们孩子的出生视为一种神圣的历程。

当我们如此看着我们的孩子时，我们不但在孩子身上看见自己——不只是看到单独的个人，我们更在孩子身上看到了神。神性之爱使我们成为父母，而我们也将用这份神性之爱去爱我们的孩子。

如果我们现在以子女的身份去看我们的父母，我们会从他们身上看到谁？从他们身上，我们看到了对谁的爱？我们要感谢谁？我们要敬重谁？——啊！圣诞快乐！

神性的行动

以上是这个课程的暖身，好让我们在这里培养共同的默契。

这里有许多的成员都是助人者，他们使用家族系统排列法以及其他各种方式帮助别人。如果我们融会前面所谈到的，当有人来向我们求助时，我们所采取的行动会有什么改变，我们会在求助者身上遇到什么人？

当我们看着他的命运、他的疾病或者他所背负的问题时，我们会在他身上遇见谁？如果我们以这种观点来面对他，内在的动力会不会有所不同？现在我们来做一个观想练习。

如果你们愿意的话，可以把眼睛闭上。想象某个人来向我们求助。我们安处于内在神性的和谐里去感知他，倾听他所说的、他想要的，并从内心去感受：他是否与他内在的神性和谐一致？他是否顺应着眼前那条特别为他显现的道路？

静待，但不执着。我们用目光穿越他，望向他背后伟大的力量，并和他一同走向和谐。在刹那之间，我们会明白什么可以做，而什么又该放下，我们会知道自己的界限与力量所及。

现在想象自己跟这股力量共处。是什么突然改变了，虽然我们没做什么，也没有要求什么？是什么改变了，当我们仅仅只是处在那里的时候，当我们只是虔诚地处在自己和他人内在神性面前的时候？

灵性疗愈

今天来到这里，我并没有预先设置任何想法，因为只有当我与个别成员取得共鸣的时候，课程的主题与进行的方向才会从中产生。

到现在我脑海中所浮现的第一个印象是：我们将进入一个带有疗愈的内在运作，也就是说我们会在这股运作中体验到疗愈。

失序和秩序

以我从家族系统排列法所得的经验来看，疗愈发生在团聚的时候，而疾病则是发生在彼此失散、失序的时候。当一切破镜重圆再度回归秩序时，疗愈就发生了。

当我们内在失散了什么，或者有冲突或者逃避什么时，我们就会生病，因为我们已经处在一种失序的状态中了。

失序的产生最主要是来自我们的评断。因为我们认为：这是好的，那是不好的；这是可以接受的，那是不能接受的。或者更确切地说，我们在区分：这联结了我和我的家庭，而那个没有。

当然，联结让我们感到舒服，尤其是和家庭的联结。但是因为我们顾及家庭，于是只有那些被家庭认可的事物，才会让我们感到与家庭有所联结。并不是一切都让我们自在。

为了能够和家庭保持联结，我们同时也会去排斥那些不被家庭认可的事物——那常常是一些被家庭排除在外的人。这就造成了失序。

如果我们不断地固守这种家庭内的价值判断，那一定会有无法疗愈的病苦。为什么？因为我们为了保持自身的归属感，而固守着这种失序。

只有当我们超越家庭走向一个更广阔的境界，让所有被家庭排斥的事物都能在那里得到善意的接纳时，秩序才会得以重建。这样一来，我们超越了家庭而成长。这种"超越家庭而成长"是成长的一步，也是灵性成长的一步。

联结与成长

和家庭的联结来自孩童时期基本必要的需求。一个孩子别无选择地只能让自己归属于抚养他的人或家庭，不论他们看起来有多么不合理。而成长则是：我们保持和自己家庭的联结，然后再联结到其他的家庭与团体。

这是灵性作用的一步，因为从情感上我们并不允许这么做。这一步牵涉罪恶感，我们必须克服罪恶和不安才能跨出这一步，这时我们需要来自伟大心灵的帮助。在伟大心灵之中，我们可以和那些被家庭排斥在外的人取得联结。这股伟大心灵的运作也同时就是疗愈之道。

我们如何能联结上那些被家庭排斥在外的人呢？有一个简单的方法：我们对那些看似陌生的人怀抱善意。我们放下评断，怀抱善意。

练习善意

我们要不要现在就来练习善意，让善意来疗愈我们？请把眼睛闭上。

从家族系统排列里可以观察到，伤痛总是"善意地在注视着某个人"。现在感受自己的伤痛，也许是疾病或者是肢体的残障，然后把自己融入这个器官或肌肉组织的善意里，随着这份善意而运作。让自己放下，并开始替那些遭到排斥的事物感受这份善意。通常那是对某位已逝者的善意，他还未安息，因为他需要这份善意。少了这份善意，他无法进入安详。

譬如，那可能是对一个早逝的孩子的善意——一个被失去的孩子。我们带着这份伤痛融入善意——我们带着爱，或许也带着悲伤，也或许带着泪水。

我们让整个身体被善意充满，什么也不用做，只是让每一个细胞都融入善意的运作之中。这股运作是纯然的觉知，是充满善意的觉知。

我们也可以想象，病痛的器官或者肢体走向那位已逝者，然后随意而逝去。也许当它能够带着全然的爱而逝去时，善意的作用会特别明显。

我们只是等待，直到它历经转化后归来。它也许会变得快乐、平静、放松。

如果我们有生病或者受苦的亲友，也是这样。我们带着爱注视着那个疾病，把自己融入它的运作与渴望里。放下执着，就只是善意地处在那里。通过这种方式，我们允许这个疾病带着它的善意，走向它想去的地方。

刹那间，我们发现自己处在一个更伟大的空间，里面同时包含了许多人——生者与死者。我们善意地看着他们，同时又不会把自己混进去，我们只是善意地处在那里，带着善意与疾病和苦难共处。我们感同身受，也让自己被触动。突然间，我们被接纳了，我们受到注目，也受到了爱。

承接而来的痛苦

关于这一点，还有一些值得注意的地方。有些人会有这样的情况，那就是他们常会去回味一些过去经历过的感受，至于情况是否真的是这样，我并不确定。但是从家族系统排列的经验里确实可以观察到，有人会完完全全地紧密联结着另一个人，他的感受就如同那个人，他的行为表现就像那个人，而他所承受的痛苦也像那个人一样。他通过这种代替承担的方式来解救那个人。

所以一个人生病，有可能是他承担了某个久远的过往，不论是他自己的或者是别人的。我们通过这种承担会感受到某个东西还悬而未决，它在等待着某个解答。当我们受苦的时候，我们可以想象某个人正在等着我们把事情做一个了结。

这当然是一种很大胆的想法，不过重点是，这种想法能不能为我们带来好的作用。譬如之前有个人，他过去过得很充实，但最近的一年来他的身体像是被耗尽了一般，我这样告诉他："这是你为另一个人所做的，这段日子里你替他承担了这些，现在该是做一个了结的时候了。"这些话对他产生了一股很深很深的作用，不久他的身体又恢复了健康。

所以，关于这种想法就是这样，我们不必多说，单从运作上我们就可以看到疗愈的力量。

执着与放下

我们现在来做一个观想，如果你们愿意的话，可以把眼睛闭上。

通常我们都会有这样的行为：因为害怕失去某些东西，所以就想要抓住不放。我们可以试着从内在去感受：如果我们紧抓着某个东西，会是什么样的情景？如果我们抓着过去不放，又会是什么样的情景？当我们抱着这种执着的时候，生命会如何反应？我们又会作何感想？我们还保有与实质的联结吗？我们存在吗？我们是否还真正存在于这里？

有些人挂念他们的声望，好让死后还能留名。也许我们也曾感受过这种渴求，希望将来仍然有人纪念我们。于是我们现在就已经在盘算死后的种种。这还算活着吗？我们身在何处？还是我们已经死了呢？

如果我们同意过去的每一刻，同意过去的一切，我们会变得多么不同啊！譬如我们已逝的童年，它已经全部过去了。如果我们同意这是一段已经流逝的时光，如同它从前的样子——没有扭曲，没有后悔，不再跟任何的愿望牵扯，那么它就得以流逝，完全地过去。

当这段已逝的时光成为过去，我们的呼吸将会变得深沉，我们的存在会变得真实与全然。

往后的时光，我们也同意它们成为过去；而那些令我们悔不当初、无法扭转的遗憾，我们也接纳它们过去的样子，同意它们成为过去。过去的得以过去，如实地、全然地过去。

然后，经验告诉我们：因为它得以过去，所以它也就活在现在，带着满满的力量，截然不同地存在于这里。它成为当下，成为一种力量、一种领悟、一种宽容，就像它从前一样，珍贵无比。它成为爱。

也许我们也可以试着从内在去感受，要是我们为将来烦恼，或者如果我们死后还想继续活着，那会是什么样的情景？然后反过来去感受，要是我们同意生命可以带着死亡全然地过去，又会是什么样的情景？我们会充满何种力量？别人会多么感激地接受我们的施与，因为他知道：我们与我们的一切都不会去干涉他的发展，他是自由的。

所以，我们的时间就是现在，只有现在。

与伟大心灵同行以及灵性疗愈

灵性在运作，在神的运作之中。我们身上的一切都具有灵性，因为充满灵性，所以也在运作之中。疾病也有灵性，它也想要进到运作里，进到伟大心灵的运作里。伟大心灵的运作总是朝着善意的方向，总是怀抱敬重地把从前失散的再度联结起来。

不管是在自己还是他人身上，我们允许疾病走向这股伟大心灵的运作。放手让它去，而它也会带我们走向伟大心灵的运作，走向爱的运作。

当然，这种经验会为我们与疾病的互动关系打开一个全新的方向，一个灵性的方向。这个灵性的方向总是能够带来联结，它不单单只是个人的，即使疾病也不只是个人的，它总是联结着某个更伟大的整体。当我们以灵性的眼光照见这个更伟大的整体时，就能够为自己和他人带来疗愈。我们得以陪伴这个疾病，而且是全然地处在灵性的层次里。

很重要的一点是，我们要知道灵性不是我们建构出来的想象。如果我们怀有特定的想象，并拿来穿凿附会，这样会彻底打断伟大心灵的运作；而且如果我们想要追根究底的话，这股运作一样会被打断。任何人的任何好奇心都会瞬间破坏伟大心灵的运作。因为伟大心灵的运作是持续而连贯的，所以任何偏离运作的想法或行为，都会导致它的中断。

心灵工作

里尔克有一首能代表他创作转折的诗，这首诗的创作背景是：在长达十年的时间里，里尔克的内心非常空虚，他写了许多伟大的诗作，可是突然之间却再也无法继续下去。他经历了一次深层的净化，随后他就把这场洗礼写成了诗。这首诗叫作《转折》。我引用其中的几句：

> 眼光狭隘
>
> 我们所见的世界
>
> 得要在爱里绽放
>
> 停止装模作样
>
> 该是心灵工作的时候了

我们的工作坊将朝着这个方向进行：心灵工作。现在就开始吧！

好，我们再来做一次观想。请闭上眼睛。

让我们进入自己的内在，进入我们对自己的想象，进入自己的面孔，进入我们所拥有的计划，进入我们的过去，也进入我们从过去得来的景象。我们开始对每一幅景象进行"心灵工作"。在每一幅景象里，我们让慈爱的心跳动——就只有慈爱的心。

我们会看着这些景象一个接着一个地消逝，只留下跳动的心。

我们也可以把注意力放在我们的工作上，或者放在与他人的交流互动上。

譬如当有人抱怨他的命运与过去，抱怨他的母亲或者某个人，我们就时时注视着那颗跳动的心。不论他说什么，我们只是注视着那颗跳动的心。

虽然我们什么也没有说，但是在彼此身上会产生一些作用，你们注意到了吗？我们没有迷失在他的面孔里，我们与他的跳动的心同在。你们可以感受到那代表了什么。这一切有多么美好！

〈第二篇〉 实例

手

　　闭上眼睛，想象自己正注视着双手，然后把手张开，让手指得以伸展。

　　终于，我们的双手得以接受牵引———只充满着爱的手把我们的手接了过去。

　　我们也把手伸向他人，如果他也愿意接受牵引——接受我们的双手。

爱的奇迹

奇迹总是出乎意料，那是无法想象的，直至有一天我们能够亲身体验到。事实上，我们全都体验过这样的奇迹。在哪里呢？

现在让我们带着感谢看向我们的内在，爱的奇迹就在我们身上，与我们同在。爱的奇迹穿透我们，也疗愈我们。

爱的奇迹怎么会发生在我们身上？我们要做的就是让它去发生，并且明白这一点：只要我们允许，奇迹就会到来。让自己的心为它敞开吧！

只要我们允许，爱的奇迹也将通过我们绽放。

当奇迹发生的时候，我们该怎么办？我们开始等待下一个。

尾声

　　我有一个建议：现在我们来听一段音乐。请把眼睛闭上，让音乐把我们带进心灵的空间里，尽情感受无尽与无垠。

　　（过了一会儿）好，这就是我们的爱的早晨。

继续心灵工作

今天早上我们体验了"心灵工作"。什么是心灵工作？我想接着早上的体验继续下去。请把眼睛闭上。

里尔克在他的《转折》一诗里提到心灵工作：

> 停止装模作样
>
> 该是心灵工作的时候了
>
> 为你内在的景象，那禁锢的景象

在这首诗之前，里尔克描述了他写这首诗的原因。当时是深夜，他躺在一个漆黑的房间里。他听见空气里有个声音在谈论他，像是在审判他似的，说他毫无爱可言。

是什么阻断了爱？里尔克在他的诗里面告诉我们，是我们内在禁锢的景象。心灵工作就是在对这些景象工作，因为就是这些景象阻断了爱。

关于自己的景象

现在再次回到我们的过去，以及那些我们因为过去所制造出来的景象。那些景象有的是关于我们的父母，有的是关于从前发生的事件、关于伤痛、关于我们的愿望、关于我们仍然怀抱的需求，以及这种种景象融合而成的我们的价值、我们的能力、我们的目标。我们对每一幅景象进行心灵工作，直到它们可以从禁锢的牢笼中解放出来。我们让自己一步一步地从这些景象中挣脱出来，得到净化。

怎么判断心灵工作是否成功？如果哪天我们再也不会提到这些景象，那就算是成功了。

这只是心灵工作的开始，要想达到真正的成功，还要花上好长一段时间。不过我要再谈一谈，怎样才能继续下去。

关于他人的景象

还有一些景象是我们为他人所做的。我们甚至还创造出这些人丑恶的景象——我们与他们为敌的景象，以及我们自以为比他们优越的景象。我们用这些景象为自己排挤他人的行为做辩护，然后掩盖自己想要他们消失的想法——这真是可怕的景象。

162

关于公平的景象

这种景象主要是出于对自己以及他人的公平心，我们的心灵工作可以从这里开始着手。这部分只在个人的心灵里进行，不需要外在的行动。在这个心灵工作之后，我们与这些人的关系就只有单纯的临在。

关于神的景象

还有哪些景象需要心灵工作？什么样的景象最需要心灵工作？是那些关于神的景象。有时候，这些景象很吓人；有时候，这些景象十分严厉苛刻，同时又傲慢无礼。我们对它们进行心灵工作，直到这些景象消失——全部都消失。

对爱而言，这些景象都不适合。在这里，爱指的是在奥秘面前的一种纯然的存在，它是最纯粹的爱，因为它只是在当下。

严格说来，心灵工作首先应该从我们对神的景象开始着手，因为它们是爱的最大阻碍。

　　想象一下，我们遇见一个人，或者说是遇见一个期待获得帮助的人，而在那之前我们已经完成了对神的景象的心灵工作——一个浩大的工程，我们还会被他惊动吗？我们还会受到他的左右吗？我们还会以为自己能够可怜这个人，并且让自己涉入其中吗？想想看，只因为我们和这些净化后的景象共处，有什么事就自然而然地发生了？

　　所谓"净化后的景象"，就是没有景象。让自己只处在这个状态里——没有景象的状态。

神的体验

我们已经提到有关"神的体验"，或者应该说有关神的"无体验"。但我们现在并不十分确定，让我们现在来对此做一个观想，你们可以把眼睛闭上。

生命的运作

当然，神性是可以体验得到的，问题是我们如何去体验神性，在哪里可以体验得到？要体验神性不外乎从运作之中体验。神性通过生命的运作而得以被体验，神性存在于所有正在运作的生命里。每个生命里都有一股运作的力量，它从外在带动生命，这股运作就是神的运作，每个生命的运作都是神的运作。

我们现在把自己交付给这股生命的运作——神的运作，这个超乎我们力量之外的力量。这股力量来自外在，但我们可以从内在感受到。我们以奉献的心来响应这股力量，把自己如实地交付给它，它在我们身上运作就如同在每个生命里面一样运作着。

一切生命的运作都是神的运作，其中显现着我们无法理解的奥秘，也正因为这样，这股运作闪耀着神的光辉。我们也可以这么说，它彰显了神的启示。是的，我在这里大胆地说，它彰显了神唯一的启示，这个启示就是体验，这个体验就是神的体验。

奉献

现在让我们穿透自己的身体，把自己交付给它的律动，就如同置身在神的运作里。这股身体的律动如同是神的运作，它并不属于我们，而我们却是它的一部分。它把我们带进一个充满神性的运作，一股远远超越我们的神的力量。当我们把自己奉献给它，并和它合而为一时，我们在其中所做的一切就都充满了神性，如同我们所体验到的。

我们可能在这股运作之外体验到神，还是只有在这股运作里才能体验到？

我们可以试图去理解它吗？难道因为它和我们联结，或者它只存在于这股运作里，我们就自以为可以和神一样吗？

我们到底还想怎么样呢？与这股力量同行，就已经是神的体验，就已经是真正的心灵工作。

〈第二篇〉 实例

自己的死亡

嗯，我们再来做一个简短的观想。请把眼睛闭上。

我们看着自己的觉知，把注意力放在家族里所有已逝者的身上。我们看着他们并排站在我们面前，而每个人背后都站着属于他们的死亡。

他们在死亡身边是什么样子？而当我们看到每个人都带着他们的死亡时，我们自己又有何感想？如果我们就让他们伴随着他们的死亡呢？

而我们也去感受自己背后的死亡，仿佛我们就依靠在它的身上；我们也去感受它的存在与它的力量，还有——它的爱。

悬崖边的爱

我要谈一谈关于"悬崖边的爱"。我想用观想的方式来进行，你们可以把眼睛闭上，然后从心灵里去感受你们的爱是不是有时也会走到某个悬崖边。

未被意识到的良知里的爱

什么是悬崖边的爱？是一种灵性之爱，还是一种和某人纠缠不清的爱，或者可以说根本就不是我们的爱？悬崖边的爱是一种被家庭内在需求所驱逐的爱，这里的家庭指的是一个广义的家庭。所以，这样的爱大致上是一种盲目的爱，已经没有所谓的灵性可言，它已经固定在那里。

在我的看法里，这种爱已经固定在未被意识到的良知里面。因为我们在家族系统排列里可以观察到，家族系统被一股力量掌控着，而这个力量如同良知一般在观察着我们的一举一动，好让我们遵守一定的秩序。

关爱所有的人

家庭里的每一个成员都同样享有归属于家庭的权利，所以我们要带着这份良知善意地对待每一个成员。我们可以通过观想来理解这一点。

我们想象自己的家庭以及里面所有的成员，并且去感受：当我们带着善意对待他们时，是什么样子？这份善意平等地对待所有的人吗？是不是每个人都有同样的地位？我们有没有特别排斥什么人，而让他们身陷在过去的泥淖里？

譬如，只要想象我们的父母就好，他们两个之中谁比较靠前，谁又比较退后？现在我们可以把父母两人并排在前面，用同样的善意去面对他们。

然后，我们再看一看父亲的家庭以及母亲的家庭，哪一个在前面，哪一个又比较靠后？我们在心里面移动他们，把他们并排在一起，并且用同样的善意注视这两个家庭。用同样的爱，对两个家庭说：是。

现在，也看一看其他那些连带在其中的人。譬如我们父母或者祖父母早先的伴侣，还有一些人，因为他们的损失，使我们或者我们的家庭从中获利，我们也看着他们。我们把他们和其他所有的人都排在前面，带着同样的善意。当然，在善意之中我们依然保持着适当的距离，每一个人都还是他自己。我们别无所求，善意只是一种态度。

还有一些人在家庭里是不被提及的，有些人被引以为耻，而有些人更是被视为犯罪者或者加害者。我们也把这些人和其他人一起并排在前面，用同等的善意注视他们。

这份善意不带任何的评断，它只是临在。这样一来，这份善意就像是神的慈悲，一如神爱世人，如实如此，无差无别。这份善意与那亘古以来未被意识到的良知是如此相呼应。

牵连纠葛

但会有这样的情况：某些人被家庭排除在外，或者遭到家庭的忽视、遗忘，或者被送走，被驱使离开。此时，这古老的良知会以一种方法重建家庭的秩序：它会找一个无辜的人，一个后代，一个孩子或者孙子，甚至更晚到的后代，让他或者她来代表那个被排除在外的人。古老的良知驱使这个后代往善意前进。但是这份善意并没有被意识到，他或者她只是被亘古以来的良知影响，被推向善意。他们于是被迫表现得如同那个被排除在外的人一样，和他牵连纠葛在一起。

这是一种爱的表现，可是这份爱不自觉地站在了悬崖边，盲目地被推向另一股力量。因为这份爱基本上源于亘古以来未被意识到的共同良知，所以它不再仅止于个人的爱。但是从整体来看，那仍然是爱。被这份爱所影响的人处在一股爱的力量里，虽然他们没有意识到。

觉知的爱

现在问题来了，这份爱有可能转化成觉知的爱吗？有可能转化成一个比盲目的爱更宽广的灵性之爱吗？有可能转化成一个不再是站在悬崖边的爱吗？

去感受自己的内在，我们是不是也被这种悬崖边上的爱以某种方式操控玩弄？譬如这种爱通常以疾病来表现，或者表现为一种失败的倾向，或者是让我们觉得自己不再有把握，有时候是愤怒、不安、悲伤或者失望。我们等待自己把这份盲目的爱升华到灵性之上，于是悬崖消失了，而爱会留下。

优先序位

"优先序位"是未被意识到的良知遵守的一个原则。根据这个原则，每个先到的成员比后来的享有优先序位。所以，这个未被意识到的良知，不会要求任何一个后来的成员去承接前人的事务。可是正好后来的人往往喜欢去帮助前人。

那也是一种爱的表现，一种盲目的爱，结果总是一样会失败。后果通常就是身体生病，或者精神生病，抑或死亡。这种爱是盲目的，因为它不知道自己的界限。

盲目的爱

试着去感受我们是不是也曾受制于这种盲目的爱，或者现在仍然被盲目的爱所限制？譬如，我们是否会过度为长辈操心，他们比我们年长且伟大，我们的担忧是否超出自己的能力？这种盲目的悬崖边上的爱也时常发生在我们的工作场合。譬如，当我们自己还不够成熟而别人已经经验丰富时，面对工作上需要帮助的时刻，我们就会成为傲慢的牺牲品。

我们如何面对这种盲目，如何才能洞察它？就是要舍弃我们的自以为是。礼赞他人的伟大，承认自己的无力，并且接纳它。

净化之道

再回到今天早上我所提到的关于悬崖边的爱，它如何以精神生病的方式呈现。从这里我们可以看到，什么是灵魂疗愈。

当我们一同观想和体验的时候，我们也走入灵性的领域，或许也在其中化解了一些自我的束缚。

这个方式也可以说是一种净化之道。通往灵性的道路就是净化之道，一路上我们把念头一一放下，尤其是那些强势的念头。

与道同行一段时间之后，我们会获得一种安全感。什么样的安全感？纯然的信任。纯然的信任，那就是全部了。

远离悬崖的爱

我想承接今天早上的体验，继续和各位在心灵里一起探索远离悬崖的路。我们以观想的方式来进行，你们可以把眼睛闭上。

圆

想象自己的家族，上下追溯几代的成员，想象所有属于这个家族的人。有些人我们甚至不认识，或者根本没有听说过。尽管如此，他们也是我们中的一部分，而我们也属于他们。

想象他们就站在我们的面前，即使是那些我们不认识的人。也许我们只能觉知到他们模糊的影子，可是他们仍然在那里。他们手牵着手，围成一个圆。我们进到这个圆里面，和我们的近亲、我们的伴侣，还有我们的子女。大家注视着彼此，看看右边，看看左边，看看前面，大家带着爱看着彼此，同时也看着自己。

有些从前没有机会认识的人，他们第一次出现在我们的面前。去感受他们的出现。当我们看着他们，他们也看着我们的时候，跟他们说："我看见了你，我尊敬你，我爱你，请你也带着爱看着我。"

因为大家都牵着手，所以同时可以感受到众人的能量，众人的运作，以及众人的爱。让自己从内在最深处去感受这份爱的赠与，也许就可以感受到它的辽阔与疗愈。刹那间我们懂得放下，担忧从我们身上离去，而我们只是和他们共同临在。

解放死者

在这个圆之中有许多人早已死去，可是他们确实还在那里。也许是因为他们仍然在等待什么，等待着能见到我们，等待着我们看见他们。现在他们闭上了眼，松开了一切，仿佛沉入死者的国度，在那里永远安息。

我们让他们离去，不带任何的愿望与担忧。我们让他们离去，不带任何的要求，也不会再回头索取什么。去感受自己如何自由自在，因为他们也从我们的身上解放了。

自由

现在留下来的是活着的人。他们握着手，带着爱注视着彼此。

然后他们把手松开，各自走上自己的道路，独立却又相连。而在爱里面，我们自由了。

>>>第三篇

后记……

生与死

死亡就在这里。它存在于每一个片刻，因为每一个片刻都不断流逝。于是我们和死亡共存，一个片刻接着一个片刻。另外，因为每一个片刻同时也有新的事情发生，所以我们会忘记从前。我们大可忘记从前，因为它会在新的片刻里继续，以新的方式不断延续下去。"新"起源于"旧"，"新"是"旧"的实现与目标。

那我们的生命呢？生命是在死亡身边还是在死亡之前，还是生与死两者合为一体？死亡不只是生命的结束，它也是生命的开始，它一生都在维系着生命。

虽然如此，有时我们仍然会恐惧地看着自己的存在从肉体中消逝，因为我们不知道死亡会把我们带往何处，以及死后又会发生什么事。我们还是不是自己，仿佛这一生就只是自我的生命，而死亡就只是自我的死亡？

要如何才能在"你""我"之外活着以及死去？到底是什么在活着与死去？最后是只有"我"消逝，而其他"非我"都无止境地继续下去吗？或者，难道这个"我"会回到另一个"我"——那个真实无尽的本我，并且融入其中吗？

我们不得而知。尽管如此，我们在活着的现在就可以有这样的经验，我们现在就可以用一种处于尽头的方式生活。我们现在就让自我联结到那个无尽的"我"，让自我融入其中，让自我在那个"我"里面流逝，仿佛现在就是生命的彼岸，是存在也非存在，并且在流逝之中不断地充实圆满。

这样自我就算成就了吗？自我就自动地有神力了吗？那无尽的"我"是否会自动地把自我拉过去，仿佛自我现在就要死去，就要在其中消逝一般？

流逝就是生命，生命一开始就已经活在死亡之中了。

流逝

会流逝的将会留下，因为它会逝去。因为逝去，所以才能留下。不会消逝的东西也就无法保留，因为事物只有通过消逝才能拥有未来。对于会流逝的事物来说，它的未来是全新的，因为会逝去，所以才会有来临。

停留的事物没有未来，它停止了，停留在那里。在停留的那一刻，它也就停止了，同时成为过去。真正会留下来的，只有那些不断流逝的事物，它活在每一个接续而来的片刻。

之所以会流逝，是因为它在运作，朝向下一个新的局面不断前进，也正因为如此，它才能够流传下去。所有留存的事物都是这样，从流逝到流逝，从前一个接续到下一个，保持着无止境的运作。它活在运作里，所以它的过去与当下并存。

为什么我要说这些？这只是脑袋里的一种想法，还是我们想都不用想，这一切早就在我们生活里了？如果认真地看待这个想法，其实我们生活仍然跟从前一样，因为我们也无法去过另一种生活。但生活却因此而丰富起来，因为在我们的心里，那些将会流逝的以及已经消逝的事物，已经愿意保留一个位子给新的未来。

我们如何才能感到充实？经由充实的过去。而过去之所以充实，则是因为过去得以流逝。

未来

未来是虚幻的，如果我们把它视为将来，那么未来就只是一种想象。若要成为真实，未来就在当下。

我们在为预想的未来做准备：一方面，我们试着去达成未来；另一方面，我们又想要逃离未来。

但是预想的未来却是在当下运作。它可能鞭策我们充实现在的时刻，也可能让我们"瘫痪"，让当下完全空虚。因为当下并不只是现在，它也指向下一个片刻；当下通过下一个片刻而充实，也通过下一个片刻而结束。

所以未来真的就在当下，只有在当下。未来只有在当下成真，否则它就仅仅只是未来。于是我们也让未来回归当下，因为我们不知道在下一个片刻，未来是不是还有用。只有面对终结，我们才拥有未来。

就因为未来也会终结，所以它在当下如此珍贵。就因为它也会消逝，它也可能会消逝，所以未来才能这么真实地存在于当下——此时此地全然临在。

爱与苦难

当我痛苦的时候，我是那个受苦的人吗，我是那个独自受苦的人吗？当别人痛苦的时候，他们是那个受苦的人吗，他们是独自受苦的人吗？或者，整个人类与我和他们一同受苦吗？我和他们与人类一起背负着苦难，为人类受苦吗？我的苦难和他们的苦难会不会有益于人类？我的苦难和他们的苦难会是人类进展的前提吗？尤其是灵性的进展会不会需要这些苦难？道的运作涵盖万物，它会不顾个人以及他们的苦难吗？是否因为通过人的苦难以及命运，这股运作会让它成就另一份爱，成就全人类的爱？那我们是不是应该把自己日渐广大的爱归功于人们的苦难？我们的爱能够没有苦难吗？如果我们觉知到苦难所带来的爱，爱将会有什么不同？我们的爱将会变得多么谦卑？而我们又将如何感激地去爱——感激人们？

这样的爱究竟还算不算是个人的呢？我们的爱只有和人们及人们的苦难同在，才能变得如此深刻；而在面对个人的苦难时，我们的爱又是多么辽阔啊！爱在他们与我们的苦难中成长，远远超越了个人的自我。那也就是人类的爱。"人类的爱"有两层意思：一是"这份爱在我们之中，通过我们而展现"；二是"这是一份献给人类的爱，给全人类"。

道之爱带我们进入全然的爱与全然的苦难，并从中超越我们个人的爱与苦难，到达另一种未来的爱——这份爱来自苦难并与苦难同在。它是浩瀚的人类之爱，全然的人性之爱，也是全然的灵性之爱。

这难道不就是神的爱吗？

究竟的观照

走过一段内在之旅后，我们会照见一个难以言喻的奥秘，既近又远。我们把自己凝聚在其中并交付给它，由它引领我们前去。不需要有任何作为，我们只是孑然一身，虔敬地处在它的面前。

我们是独自投身到它的面前吗？在它的面前我们是个别存在吗？好像"我"之于"你"，我们独立于他人之外，单独置身在观照之中，只是凝聚在自身里面，还是我们其实连同其他人一起，以一种"究竟"的方式凝聚精神，观照着那个视众人如一的无尽奥秘？

所有曾经活过的人们都凝聚在这个终极的奥秘里，而所有现在活着的人，在一段时日之后也会跟他们一样。对于所有的生命来说，献身于这份观照就是灵性的"究竟圆满"，连同所有的过去和未来。

允许我这么说吗？允许我把以上的想法当真吗？这难道不是一种狂妄的想法？但是它却在我们的心灵里面发生着作用。它使我们凝聚在最终的爱里，我们在这份爱里体验到最深的全然，与万物同处在最终的奥秘之前——当下，观照，究竟。

Hellinger®
schule

Bert Hellinger and Sophie Hellinger "New Family Constellation"

伯特·海灵格与索菲·海灵格
"新家族系统排列"

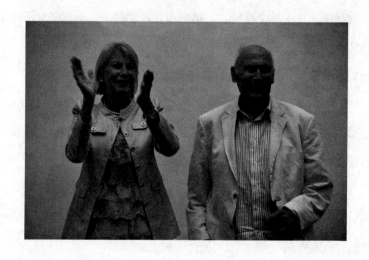

通过海灵格学校，伯特·海灵格与索菲·海灵格展示和传授新家族系统排列。家族系统排列的领悟及其传授内容源于海灵格科学。

海灵格科学是一门广泛科学，是人类关系序位的科学。伯特·海灵格发现了这门科学，他和索菲·海灵格共同努力，使其获得进一步的提升和发展。海灵格学校传递着爱的序位的理论和实践，确保家族系统排列的教学质量与伯特·海灵格及索菲·海灵格所引领的家族系统排列一致。

尤为重要的是，海灵格学校服务于生命与成功。几十年以来，海灵格学校已经培养出许多最高水准的老师，他们通过家族系统排列工作坊，协助许多人获得了成功。

海灵格家族系统排列师培训课程的形式与方法，在海灵格科学的引领下独具一格。来自世界各地的人们在这里学习，他们跟随家族系统排列的源头学习，因而有能力并被允许传递这份支持生命的礼物。

索菲·海灵格是海灵格学校的创始人，也是一位先锋，一直在寻求新的和非传统家族系统排列的应用领域。她致力于服务人类，在协助生命的领域活跃了几十年。她的研究领域非常广泛，其成果远远超越了很多疗愈方法。她的知识与技能跨越了从职业到健康，从心智到身体等诸多生命领域。

Family Constellation in the service of Life – True success in life and love.
家族系统排列服务于生命，
服务于生命与爱的真正成功。

家族系统排列、冥想和练习议题包括：

· 伴侣关系和性：圆满而持久的爱

· 父母与孩子：当今的教育

· 健康与疾病：症状与内在移动

· 工作与职业：喜悦与成功

· 金钱的系统动力：人们可以"吸引"金钱吗？

· 生命障碍：是什么障碍？什么制约了我们的生命？

· 生命的基本法则：一切的关键

  ……

我们的工作坊和家族系统排列导师班总是根据不断发展的生活需求发展与调整。

您可以扫描并关注我们的公众号，上面有您想了解的信息：

您也可以访问我们的网站：

www.Hellinger.cn

www.Hellinger.com